AF252805

AVIS.

Dᴇᴘᴜɪs l'année 1744, on vend, sous le nom d'Ailhaud, de fausses Poudres qui ne sçauroient produire les effets qu'opere la véritable. Afin de n'être pas trompé par les contrefacteurs de ce Remede, on doit ne le recevoir que de personnes dont la probité soit reconnuë, & par paquets de dix prises, cachetés aux deux bouts, dans chacun desquels se trouve une instruction du 20 Novembre 1744, sur la façon aisée d'en user.

Le sieur Asᴛᴏᴜᴅ *à Avignon*, est chargé depuis nombre d'années, par M. d'Ailhaud ; Baron de Castelet, de la correspondance générale du Remede universel ; pour la facilité de ses distributeurs, il en a établi des entrepôts :

Chez M. ᴅᴇ Mᴇsᴛʀᴇ ᴅᴜ Rɪᴠᴀʟ, rue & place du Chevalier du guet, *à Paris*, pour les villes au-dessus de cette Capitale.

Chez M. Jᴇᴀɴ Lɪᴄʜᴛᴇɴʙᴇʀɢᴇʀ, Négociant, sur le marché aux poissons, *à Strasbourg*, pour l'Allemagne & les pays dn Nord.

Chez M. Mᴀʟʟᴇᴛ Dᴇ́ᴛᴇʀɴᴀɴᴛᴇ, Négociant, rue de la Cuisserie, *à Marseille*, pour l'Italie & la Méditerranée.

On peut s'adresser en toute confiance audit sieur Astoud, *à Avignon*, & à sesdits entrepôts, pour former des Bureaux dans les pays où il n'y en a pas encore d'établis.

On trouve dans lesdits entrepôts & dans tous les Bureaux qu'ils fournissent, dix volumes *in-12*, chacun d'environ 300 pages, de Lettres de guérisons opérées par la Poudre d'Ailhaud, & divers autres ouvrages qui en constatent l'efficacité & l'universalité.

Le prix de ce Remede est fixé pour tous les pays du monde, à douze livres dix sous tournois le paquet de dix prises, à raison de vingt-cinq sous la prise.

Ledit sieur Astoud, & lesdits sieurs de Mestre du Rival, Jean Lichtenberger, & Mallet Deternante, ses Correspondans généraux, sont expressément chargés par M. le Baron de Castelet, de donner *gratis* son Remede à ceux qui ne peuvent pas le payer.

La poudre d'Ailhaud est exempte de tous droits d'entrée, de sortie, & de circulation dans tout le royaume, en vertu d'un Arrêt du Conseil d'Etat du Roi, du 25 Avril 1769, revêtu de Lettres-Patentes, enregistrées aux trois Cours de Parlement, des Comptes & des Aides de Paris.

L'AMI
DES MALADES,

OU
DISCOURS

Historique & apologétique sur la Poudre purgative de M. AILHAUD, depuis son origine jusqu'à présent.

Salus Populi suprema lex esto.

QUATRIEME ÉDITION.

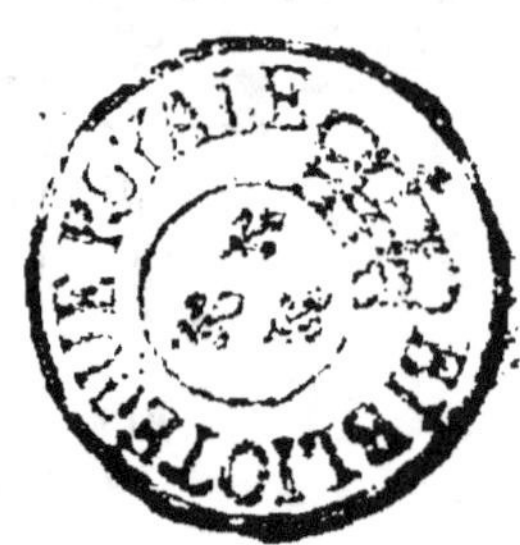

A PARIS,

Chez MÉQUIGNON le Jeune, Libraire, rue Saint-Éloi, quartier du Palais.

M. DCC. LXXIV.

Avec Approbation, & Privilége du Roi.

PRÉFACE.

IL eſt peu de remèdes qui aient fait dans le monde autant de bruit qu'en fait aujourd'hui la Poudre d'Ailhaud. Tranquille & paiſible dans ſa naiſſance, ſans autre recommandation que celle d'une expérience heureuſe & conſtante, elle s'eſt répandue loin de ſa ſource ; elle a mérité des partiſans & des approbateurs, dans tous les lieux où elle a été connue. Peu-à-peu elle a pénétré dans les quatre parties du monde ; &, toujours ſoutenue par ſa propre vertu, elle eſt parvenue au plus haut point d'eſtime & de célébrité.

La Médecine équitable & éclairée a vu long-temps ſes progrès avec ſatisfaction ; &, tant qu'a vécu l'illuſtre Auteur de ce remède, perſonne n'oſa troubler le concert de la reconnoiſſance publique, ni ternir l'éclat d'une réputation juſtement acquiſe. Ce calme a duré près d'un demi-ſiécle.

Mais à peine M. Ailhaud eut-il terminé

fa carriere, qu'il s'éleva contre fa Poudre un violent orage qui dure encore. De redoutables ennemis, fe fuccédant les uns aux autres, ont déclaré une guerre implacable à ce fpécifique, & femblent vouloir le renfermer dans le tombeau de fon Auteur, & le mêler avec fes cendres. Le myftère de fa compofition eft fur-tout, pour fes antagoniftes, un grand objet de critique. Après d'inutiles efforts pour le décompofer, réduits à ne former que des conjectures, ils fe réuniffent dans les plus finiftres. On en eft venu jufqu'à dire, fans détour, que c'eft un poifon, un cauftique, un remède corrofif, &c; &, qui plus éft, on a voulu le prouver. Des cadavres ouverts ont dépofé, par leurs entrailles calcinées, par des épanchemens de fang, &c. que la Poudre d'Ailhaud avoit les mortels effets du poifon : de-là les diverfes Obfervations qu'on a inférées dans le Mercure, dans les Journaux de Médecine, dans prefque toutes les Feuilles périodiques, pour prévenir le Public contre la féduction de ce dangereux remède.

Ces allégations font d'autant plus graves, qu'elles ont été publiées fous le nom de plufieurs Médecins refpectables, qui jouiffent, dans leur profeffion, d'une réputation très-étendue. Ils attaquent la Poudre d'Ailhaud, & la profcrivent avec un zèle qui ne peut être autorifé que par une intime conviction de fes méchantes propriétés : d'un autre côté, M. le Baron de Caftelet, fils de l'Auteur, héritier du fecret & des fentimens de fon pere, foutient avec une chaleur égale la bonté de fon remède ; il le juftifie des imputations dont on le charge ; il difcute les raifonnemens & les expériences qu'on lui oppofe, mais il ne peut réuffir à faire inférer fes Réponfes dans les Ouvrages où fes cenfeurs ont placé leurs Obfervations ; & la partialité des Journaliftes l'oblige à répandre lui-même l'apologie de fon remède, & la fienne.

Cependant la Poudre, en dépit de ceux qui la condamnent, opere, malgré fa profcription, une foule innombrable de guérifons furprenantes : la reconnoiffance les publie ; & les Journaliftes, accablés

par la multitude des témoignages favorables qu'on leur adreſſe, apprennent à
regret que le jugement du Public ſur ce
remède, eſt abſolument oppoſé à celui
qu'ils avoient porté.

Ces altercations, dans leſquelles les
combattans ont mis beaucoup d'intérêt,
par la vivacité de leurs Ecrits, ont paru
mériter & fixer l'attention publique. La
lecture de ces Ecrits devoit naturellement
produire une révolution dans le ſort de la
Poudre d'Ailhaud. Son diſcrédit étoit inévitable, ſi les ſuffrages du Public s'étoient
réunis en faveur de ſes adverſaires; mais
ſa réputation & ſa vogue ne pouvoient
que s'accroître conſidérablement, ſi la
multitude de ſes juges lui donnoit gain
de cauſe.

La ſuite de ces démêlés donne aſſez à
connoître ſi la Poudre d'Ailhaud a gagné
ou perdu à être critiquée. Le débit en eſt
devenu immenſe; & nous ſçavons, de
ſcience certaine, que, depuis ces débats,
il a reçu les plus grands accroiſſemens.

Cette prodigieuſe conſommation donne
un nouvel intérêt à la connoiſſance des

vraies propriétés de ce remède. S'il est aussi efficace que le disent ses apologistes, pourquoi seroit-on assez dupe pour ne pas s'en servir dans le besoin ? S'il est aussi mauvais que le prétendent ses antagonistes, pourquoi seroit-on indifférent sur l'aveuglement de tant de personnes qui s'en servent, & pourquoi ne s'efforceroit-on pas de leur dessiller les yeux ?

Les qualités intrinséques de la Poudre d'Ailhaud, sont donc aujourd'hui une matiere d'examen de la plus grande conséquence pour quiconque aime l'humamanité. Ce remède se vend par-tout, à Bureau ouvert, & l'on sent combien il importe de sçavoir au juste si c'est vraiment un Bureau de poison, ou si c'est un Bureau de *Remède universel*.

La solution de ce problême n'est point embarrassante. Tous les éclaircissemens qu'on peut désirer sur cette matiere, se trouvent dans les Ecrits respectifs qu'on a publiés : il n'est question que de les rassembler, ou d'en réunir tout l'essentiel dans un Ouvrage qui puisse être lu de tout le monde. Du choc de ces productions ennemies, le Lecteur verra fortir des étincelles lumineufes, qui lui découvriront au jufte les propriétés réelles ou prétendues de la Poudre d'Ailhaud; & chacun pourra porter fur la querelle littéraire que ce remède a excitée un jugement fixe & moralement certain.

C'eft pour mettre tout le monde à portée de prononcer dans une difcuffion qui intéreffe tout le monde, que j'ai entrepris ce Difcours hiftorique. L'on y trouvera la fidelle analyfe de tout ce que j'ai pu découvrir d'Ecrits pour & contre le *Remède univerfel.* Si je joins à la qualité d'Hiftorien, celle d'Apologifte de ce remède, c'eft qu'en écrivant fur un objet de cette importance, & mettant en œuvre des matériaux fi décififs en faveur de la Poudre, il ne me paroît pas poffible d'être neutre.

Voilà les motifs de l'Ouvrage que je commence. C'eft à tous les Malades, & par conféquent à tout le Genre humain que je le dédie; car quel eft l'homme qui puiffe fe flatter d'une fanté fans alternative? Je prie mes Lecteurs de regarder

cet Ecrit comme la production d'un cœur
fenfible & compâtiffant fur les maux de
mes femblables ; comme le fruit du zèle
qui m'anime pour contribuer à leur foulagement ; comme l'extrait des connoiffances utiles que mes lectures, les expériences d'autrui & les miennes ont pu me
donner fur les moyens les plus prompts
& les plus sûrs de rétablir les ruines de la
fanté.

Je n'afpire point à la gloire d'être Auteur ; encore moins aux éloges qui fui-
vent ordinairement les Ouvrages d'efprit.
Cet Ecrit n'eft que l'ouvrage du fentiment & l'effort d'un cœur qui cherche à
communiquer aux autres ce qu'il croit
bon & utile. Je ne le juge digne qu'à ce
titre, de l'accueil & de l'indulgence publique. Mon ambition fera fatisfaite, fi,
lorfqu'on aura daigné me lire, on dit de
moi, non que je fuis un habile Ecrivain,
un judicieux Critique, &c. mais que je
fuis vraiment *l'Ami des Malades :* qu'à
bon droit, j'en ai pris le nom ; que je
mérite de le porter. Ce titre me flattera
plus que tous les lauriers de la littérature,

& je le regarderai comme la plus belle & la plus noble récompenfe de mon travail.

Ce Difcours fera divifé en quatre Parties. La premiere Partie préfentera l'origine de la Poudre d'Ailhaud, du Syftême qui a donné lieu à la découverte de ce remède ; & renfermera une expofition abrégée de ce Syftême.

La feconde Partie montrera les progrès de la Poudre & du Syftême, jufqu'à la mort de l'Auteur.

La troifieme Partie expofera les contradictions qu'ont éprouvées la Poudre & le Syftême, depuis la mort de l'Auteur jufqu'à préfent. L'on y joindra la difcuffion de tous les Ecrits publiés contre ce remède ; Ecrits, dont l'on montrera la foibleffe.

Dans la quatrieme Partie, on traitera diverfes queftions critiques, & l'on répondra aux objections capables d'arrêter le Lecteur dans l'examen du Syftême & de la Poudre.

PRIVILEGE DU ROI.

LOUIS, PAR LA GRACE DE DIEU, ROI DE FRANCE ET DE NAVARRE : A nos Amés & féaux Conseillers, les Gens tenans nos Cours de Parlement, Maîtres des Requêtes ordinaires de notre Hôtel, Grand-Conseil, Prévôt de Paris, Baillifs, Sénéchaux, leurs Lieutenans civils, & autres nos Justiciers qu'il appartiendra : SALUT. Notre amé le sieur * * *, Nous a fait exposer qu'il desireroit faire imprimer & donner au Public un Ouvrage intitulé : *L'Ami des Malades*, ou *Discours historique & apologétique sur la Poudre purgative du sieur Ailhaud*, & *Traité de l'Origine des Maladies*, & de l'Usage de ladite Poudre ; s'il Nous plaisoit lui accorder nos Lettres de Privilége pour ce nécessaires. A CES CAUSES, voulant favorablement traiter l'Exposant, Nous lui avons permis & permettons par ces Présentes, de faire imprimer ledit Ouvrage autant de fois que bon lui semblera, faire vendre & débiter par tout notre Royaume pendant le tems de six années consécutives, à compter du jour de la date des Présentes. Faisons défenses à tous Imprimeurs, Libraires, & autres personnes, de quelque qualité & condition qu'elles soient, d'en introduire d'impression étrangere dans aucun lieu de notre obéissance : comme aussi d'imprimer, ou faire imprimer, vendre, faire vendre, débiter, ni contrefaire ledit ouvrage, ni d'en faire aucun extrait sous quelque prétexte que ce puisse être, sans la permission expresse & par écrit dudit Exposant, ou de ceux qui auront droit de lui, à peine de confiscation des Exemplaires contrefaits, de trois mille livres d'amende contre chacun des contrevenans, dont un tiers à Nous, un tiers à l'Hôtel-Dieu de Paris, & l'autre tiers audit Exposant, ou à celui qui aura droit de lui, & de tous dépens, dommages & intérêts, à la charge que ces présentes seront enregistrées tout au long sur le registre de la Communauté des Imprimeurs & Libraires de Paris, dans trois mois de la date d'icelles ; que l'impression dudit ouvrage sera faite dans notre Royaume, & non ailleurs, en beau papier & beaux caracteres, conformément aux Réglemens de la Librairie, & notamment à celui du dix Avril mil sept cent vingt cinq, à peine de déchéance du présent Privilége ; qu'avant de l'exposer en vente, le manuscrit qui aura servi de copie à l'impression dudit ouvrage, sera remis dans le même état où l'approbation y aura été donnée, ès mains de notre très-cher & féal Chevalier, Chancelier

Garde des Sceaux de France le sieur DE MAUPEOU ; qu'il en sera ensuite remis deux Exemplaires dans notre Bibliotheque publique, un dans celle de notre Château du Louvre, & un dans celle dudit sieur DE MAUPEOU ; le tout à peine de nullité des Présentes : du contenu desquelles vous mandons & enjoignons de faire jouir ledit Exposant & ses ayans causes, pleinement & paisiblement, sans souffrir qu'il leur soit fait aucun trouble ou empêchement. Voulons que la copie des Présentes, qui sera imprimée tout au long, au commencement ou à la fin dudit ouvrage, soit tenue pour duement signifiée, & qu'aux copies collationnées par l'un de nos amés & féaux Conseillers, Secrétaires, foi soit ajoutée comme à l'original. Commandons au premier notre Huissier ou Sergent sur ce requis, de faire pour l'exécution d'icelles, tous actes requis & nécessaires, sans demander autre permission, & nonobstant clameur de haro, charte normande & lettres à ce contraires; Car tel est notre plaisir. DONNÉ à Paris le neuvieme jour du mois de Mai l'an de grace mil sept cent soixante-dix, & de notre regne le cinquante-cinquieme. Par le Roi en son Conseil. LEBEGUE.

Regiftré fur le Regiftre XVIII de la Chambre Royale & Syndicale des Libraires & Imprimeurs de Paris, n° 1094, fol. 168, conformément au Réglement de 1723, qui fait défenfes, article 41, à toutes perfonnes de quelque qualité & condition qu'elles foient, autres que les Libraires & Imprimeurs, de vendre, débiter, faire afficher aucuns livres pour Les vendre en leurs noms, foit qu'ils s'en difent les auteurs ou autrement, & à la charge de fournir à la fufdite Chambre neuf exemplaires preferits par l'article 108 du même Réglement. A Paris, ce 12 Mai 1770.

BRIASSON, Syndic.

De l'Imprimerie de VINCENT, rue des Mathurins. 1774.

L'AMI

L'AMI
DES
MALADES.

Si valetis, sic estis ut volumus: sed & ipsi benè valemus.
2. Mach. 11, 28.

PREMIERE PARTIE.

Origine de la Poudre.

Monsieur Jean Ailhaud, Auteur de la Poudre purgative, qui porte son nom, naquit à Aix en Provence, vers l'an...... Affligé dès sa tendre jeunesse de plusieurs infirmités qui lui *faisoient traîner une vie fort languissante*, il paroît que le *grand desir de trouver un véritable remède à ses maux*, entra pour beaucoup dans le parti qu'il prit de *s'appliquer à l'étude de la Médecine (a).* Il commença sa carrière sous des maîtres qu'il nous donne lui-même comme

(a) Traité de l'Origine des Maladies, Ch. I, pag. 15.

A

très-fçavans , d'une grande fagefse , & d'une belle érudition (b). Il les fuivit comme pas à pas, & ceux-ci, contens fans doute des progrès de leur élève , lui décernerent en 1695 les honneurs & le titre de Docteur.

Le jeune Médecin toujours infirme , dût naturellement chercher dans les lumieres qu'il avoit reçues de la Faculté , la guérifon de fes infirmités , & il eft probable qu'il mit en ufage tous les remèdes qui , felon les principes reçus, pouvoient convenir à fon état. Mais le fuccès né répondant point à fon efpérance , & le defir de guérir croiffant avec fes maux , il ofa s'écarter de la voie que lui avoient montrée fes maîtres , & il s'engagea tout feul dans une nouvelle route qu'il s'ouvrit à lui-même.

Le premier pas qu'il fit , fut de renoncer totalement à la faignée. Malgré l'impreffion que faifoient fur fon efprit les leçons qu'il avoit reçues de la Faculté, il fe rendit à celles qu'il recevoit de la nature. L'affoibliffement prefqu'entier de fes forces, que la faignée auroit bientôt épuifées , l'avertit de s'abftenir de ce remède meurtrier. *Endoctriné par fa propre expérience,* comme il le dit lui-même, *& revenu à lui,* il *prit la voie des purgatifs (c),* & s'y borna. Sa fanté bientôt raffermie , juftifia la préférence ex-

---

(b) Traité de l'Origine des Maladies , Chap. I, pag. 15;
(c) *Ibidem.*

clusive qu'il leur avoit donnée, & le mit en état de travailler utilement pour le public.

La découverte d'une vérité nouvelle, mene loin un esprit pénétrant & appliqué. Notre jeune Docteur réfléchissant sur les circonstances de sa guérison, & sur la constitution physique de l'homme, soupçonna que ce n'étoit pas du sang qu'étoient provenues ses infirmités, comme il l'avoit cru jusqu'alors, mais des humeurs non filtrées, & des mauvais levains, auxquels les purgatifs avoient donné la fuite. De-là, par une analogie bien simple, étendant son observation sur la plûpart des maladies de l'homme, il crut qu'elles pouvoient dériver de la même cause.

Mais comment s'assurer que la conjecture étoit juste ? Entiérement opposée à la doctrine de la Faculté, qui rejette sur le sang un grand nombre de maladies, l'opinion de M. Ailhaud qui les rejettoit sur les humeurs, étoit proscrite d'avance par les maîtres de l'Art. N'importe, notre jeune Docteur n'y renonça pas ; il appela l'expérience à son secours, & ne voulut prendre qu'elle pour juge de ses idées. Dévoué par sa profession au soulagement des malades tous ceux qu'il voyoit, il les conduisoit comme il s'étoit conduit lui-même. Toujours des purgatifs ; jamais, ou presque jamais de saignées. Cette pratique eut chez les autres le même succès que chez lui. Les malades guéris plus promptement & plus sûrement que par la méthode ordinaire, étoient encore exempts de ces longues & fâcheufes convalefcences , fruit certain de l'épuifement total occafionné par les faignées.

Pour lors , M. Ailhaud ne douta plus de l'exactitude de fa nouvelle théorie ; il s'y attacha invariablement ; il l'examina fous toutes fortes de rapports , & le réfultat de fes réflexions & de fes expériences fut de s'affurer *que ce n'étoit pas du fang que venoient les maladies , mais des humeurs qui le dérégloient* (*d*). En fuppofant ce principe comme conftant , il s'enfuivoit que l'opinion générale qui affignoit à chaque maladie des caufes différentes , étoit un préjugé, une erreur. Mais n'en étoit-ce pas une auffi, que cette multitude immenfe de remèdes divers qu'on emploie communément pour opérer la guérifon des maladies de l'homme ? M. Ailhaud le crut encore , & il penfa que c'étoit principalement à cette double erreur qu'il falloit attribuer les incertitudes , les longueurs , la difficulté , & quelquefois l'impoffibilité de la guérifon des maladies.

De-là il concluoit que rien ne feroit plus utile & plus précieux à l'homme, qu'un remède fimple, lequel attaquant la caufe générale des maladies, & détruifant cette caufe , guériroit toutes les maladies, dans tous les cas poffibles. Il avoit raifon fans doute : mais la difficulté confiftoit à

____

(*d*) Traité de l'Origine des Maladies , Chap. I , pag. 15.

trouver ce remède simple, & deſtructeur de la cauſe générale des maladies. Le jeune & laborieux Docteur n'en crut pas la découverte impoſſible; encouragé par ſes premiers ſuccès, il ſe dévoua à ſa recherche; il y conſacra tous ſes travaux: ami de l'humanité, il n'épargna ni peine ni ſoins, pour y parvenir. Le fruit de ſa perſévérance fut la compoſition d'un purgatif qu'il crut devoir opérer l'effet deſiré; il le perfectionna; il en fit d'abord pour lui-même l'uſage le plus heureux; &, certain de ſa bonté *par ſa propre expérience & par une infinité d'autres* (e), il l'annonça au public. Telle eſt l'origine de la Poudre. Nous croyons pouvoir en fixer l'époque à peu près au commencement de ce ſiécle (f).

Il eſt aiſé de conclure de ce récit, que la Pou-

(e) Traité de l'Origine des Maladies, Chap. I, pag. 15.

(f) Le ſieur Dupuy de la Porcherie, Médecin à la Rochelle, veut ravir à M. Ailhaud la gloire de l'invention de ſa Poudre. Il dit, dans une lettre que le Journaliſte de Médecine a publiée au mois de Décembre 1763, que *cette Poudre eſt un remède de la Chine, dont une perſonne qui en arrivoit, fit préſent au ſieur Ailhaud pere, ſous la condition de la diſtribuer à profit commun, ſous le nom de la Poudre d'Aix: Que cet aſſocié étant devenu la premiere victime de ce ſecret, le ſieur Ailhaud en reſta le ſeul poſſeſſeur.* Et comme *le ſieur Ailhaud fils, ignoroit peut-être cette anecdote*, j'ai été bien aiſe, dit l'obligeant M. de la Porcherie, *de profiter de cette petite occaſion pour la lui apprendre.* Nous ſerions fâchés qu'on ſoupçonnât le ſieur de la Porcherie d'être l'Auteur, & non le ſimple Hiſtorien de cette anecdote; mais nous aurions bien deſiré, pour aller au-devant des jugemens téméraires, qu'il eût profité de cette *petite occaſion*, pour nous apprendre de quelle ſource il la tient, *& quels ſont ſes garants.*

dre d'Ailhaud eſt l'ouvrage d'une longue & profonde réflexion. C'eſt la production d'un Auteur
vif & hardi, mais auſſi prudent qu'éclairé. D'a-
bord excité par le preſſant intérêt de ſa conſervation, ſoutenu enſuite dans ſes recherches, par
l'heureux effet des tentatives qu'il oſe faire ſur
lui-même, il croit pouvoir réuſſir à corriger les
erreurs de la Médecine, & défricher le vaſte
champ de ſes incertitudes. Il ſimplifie tout à la
fois la théorie & la pratique de cette utile ſcience,
en réduiſant la théorie à un petit nombre de
principes inconteſtables; la pratique, à l'uſage
d'un ſeul remède, capable de guérir toutes les
maladies.

Mais il arrive ſouvent qu'on s'égare dans la
région de l'eſprit, ſur-tout lorſque, ſéduit par
l'attrait de la nouveauté, l'on s'engage dans des
routes inconnues. Un beau ſyſtème, n'eſt ſouvent qu'une belle erreur; & je n'ignore pas que,
parmi le grand nombre de perſonnes qui ont
porté leur jugement ſur le ſyſtême de M. Ailhaud, il en eſt de trés-éclairées & de très-reſ-
pectables qui l'ont cru faux & inſoutenable.
Mais comme il s'en trouve auſſi d'un ſentiment
oppoſé, dont les lumieres & l'expérience méritent la plus grande conſidération, le lecteur ſera
bien aiſe, ſans doute, de ſe mettre au fait des
principes de M. Ailhaud, de voir ſes preuves,
de les comparer aux objections, & de ſe décider en faveur du ſentiment qui lui paroîtra plus

conforme à la vérité. Je vais donc faire une ex-
position du fystème de M. Ailhaud, la plus claire
qu'il me sera possible ; & je prie mes lecteurs
de bien faisir la théorie de notre Auteur. C'est
cette théorie qui l'a conduit à la découverte de
sa Poudre, & qui doit conduire le lecteur à des
impressions décisives, pour ou contre le remède.

M. le baron de Castelet, fils de l'Auteur, a
réduit tous les principes de M. son père aux
trois propositions suivantes (*g*).

« 1° Les maladies ne procèdent point du sang
» & des esprits, mais toujours des humeurs
» qui s'opposent à leur naturelle circulation.

» 2° Les maladies ne procédant point du sang
» & des esprits, mais toujours des mauvais le-
» vains, on doit conserver le premier, & don-
» ner la fuite aux seconds.

» 3° Les purgatifs étant seuls capables de don-
» ner la fuite aux humeurs arrêtées, & de dé-
» truire les obstructions & mauvais levains qui
» occasionnent les maladies, il faut y avoir re-
» cours, & en composer d'assez doux pour pro-
» duire l'effet desiré. »

Voilà les trois-principes fondamentaux fur
lesquels porte le fystème de M. Ailhaud ;
voilà d'où dérivent toutes les conséquences qu'il
tire contradictoirement aux opinions reçues de
la Faculté. Mais cette doctrine est-elle aussi cer-

____

(*g*) Feuille intitulée : *Médecine universelle.*

taine, qu'elle eſt ſimple ? C'eſt ce que nous allons examiner en développant les trois propoſi-
tions ci-deſſus.

PREMIERE PROPOSITION.

*Les maladies ne procèdent point du ſang & des
eſprits, mais toujours des humeurs qui s'oppo-
ſent à leur naturelle circulation.*

Pour faire la preuve de cette propoſition, nous
nous en tiendrons à l'analyſe des raiſonnemens
de M. le baron de Caſtelet , dans la Feuille intitulée , *Médecine univerſelle.* Faiſons d'abord,
d'après lui, quelques remarques préliminaires.

1° *Le ſang contient avec lui toutes les humeurs :* c'eſt-à-dire, que la lymphe, la morve,
la bile, l'urine, en un mot, toutes les humeurs
ſont mêlées avec le ſang qui les entraîne dans
ſa circulation, pour les diſtribuer dans les différentes parties du corps.

2° *Chaque humeur ſe filtre par les glandes qui
lui ſont deſtinées.* C'eſt-à-dire que dans la circulation, la ſalive ſe filtre par les glandes ſali-
vaires , la lymphe par les vaiſſeaux lymphati-
ques , l'urine par les reins , & ainſi des autres.

3° *Jamais une glande ne filtre , dans l'état naturel , l'humeur qui doit être filtrée par l'autre.*
C'eſt-à-dire , que le foie qui filtre la bile , ne filtre
jamais, dans l'état naturel , l'urine qui doit être
filtrée par les reins , &c. La nature fournit mille

exemples femblables. Tel vaiffeau qui filtre l'eau, ne laiffe point paffer le vin. Un morceau de veffie que l'eau traverfe, refufe un paffage libre à l'air : un papier imbibé d'huile, fépare l'huile du vin. *Ainfi voyons-nous*, dit M. Ailhaud pere, *que, dans l'admirable conftruction du corps, il y a plufieurs glandes par lefquelles ces humeurs fe filtrent ; il y en a pour les yeux, d'où il fe filtre & découle une férofité qui fert à les humeĉter, & à faciliter leur mouvement, & pas autre chofe. Il y en a pour les oreilles, d'où il découle une humeur qui devient enfuite vifqueufe & jaune, pour fa-vorifer & conferver la fenfation de l'ouïe, & pas autre chofe, &c.* (h).

4° *Quoique le fang contienne avec lui toutes les humeurs qu'il porte dans les différentes parties du corps..., il eft certain que le fang eft toujours pur, & diftingué des humeurs.* C'eft la doĉtrine de M. Ailhaud pere, plus amplement expliquée dans fon Traité de l'Origine des Maladies, (pages 5 & 6,) c'eft-à-dire, que tant que le fang *fubfifte dans fa nature* (i), il eft toujours pur par lui-même, & ne s'identifie jamais avec les humeurs, quoique mêlé avec elles. On en a la preuve évi-dente dans le fang qu'on tire à un malade. Les humeurs qu'il contient, fe féparent d'elles-mêmes en grande partie lorfque le fang fe coagule ; on les

---

(h) Traité de l'Origine des Maladies, pag. 6.
(i) *Ibidem.*

A v

voit nager fur la furface, & prendre leur couleur naturelle, toute différente de celle du fang.

Cela fuppofé, M. le Baron de Caftelet affure que le fang eft *incapable de produire par lui-même la maladie*. La preuve qu'il en donne, n'eft pas un tiffu de raifonnemens abftraits, hériffés des termes obfcurs de la Médecine : ce n'eft qu'une fimple expofition des principes inconteftables de la fanté & de la maladie; la vérité n'a befoin que d'être montrée.

La fanté, dit M. le Baron de Caftelet, *dépend de l'équilibre entre les parties folides & les parties liquides dont le corps eft compofé* (k). Tant que cet équilibre fubfifte, la fanté fe foutient, point de maladie : le feul bon fens dit cela.

Or, lorfque le fang fe dépouille, dans la circulation, de toutes fes humeurs, il circule librement; l'équilibre règne entre les folides & les liquides : on fe porte bien. Cela eft encore évident ; car la libre circulation du fang, & la fidèle diftribution qu'il fait alors des humeurs qu'il contient, dans les filtres deftinés à les recevoir, font le véritable fondement de l'équilibre entre les folides & les liquides. Ceux-là reçoivent de ceux-ci la nourriture qui leur convient, & les liquides, en fe dépouillant de ce qu'ils ont de fuperflu, réparent par la voie des alimens la diminution qu'ils fouf-

----

(k) *Les parties folides* font les os, les cartilages, les ligamens, les membranes, &c. *Les parties liquides* font les efprits animaux, le fang & les humeurs.

frent en nourriſſant les ſolides. C'eſt l'état le plus parfait où puiſſe ſe trouver la machine de notre corps : c'eſt la ſanté (*l*).

Mais cet heureux état eſt altéré, & la maladie lui ſuccède, *lorſque les humeurs ſont troublées dans leur cours naturel, qu'elles ne ſe filtrent plus également, qu'elles s'arrêtent dans différentes parties du corps. Alors elles produiſent diverſes maladies.* Pourquoi ? parce que l'équilibre eſt néceſſairement troublé. Rendons cela ſenſi-

------

(*l*) Un célèbre Médecin Anglois explique le mécaniſme de la ſanté, par des principes ſi ſemblables à ceux que nous venons d'expoſer, que nous croyons devoir rapporter ſes propres termes : voici comme il s'exprime dans la ſeconde partie de ſon ouvrage, chap. I, pages 379 & 380. « Tant que cette circulation (du ſang) » ſe fait comme il faut, l'homme jouit d'une parfaite » ſanté ; ſi elle s'altère, il devient malade ; dès qu'elle » ceſſe, il expire. Qu'un ſeul de nos membres en ſoit » privé, il ſe corrompt & ſe mortifie. Par ſon moyen, » toutes nos ſécrétions naturelles s'exécutent réguliére- » ment, la tranſpiration eſt aidée, le corps ſe débarraſſe » de ſes excrémens, & ſouvent nous guériſſons de nos » maux ſans autre aſſiſtance.

» Que l'on conçoive donc, (dit il, pages 383 & 384,) » ce que c'eſt que *la ſanté*. La ſanté conſiſte proprement » dans une circulation libre, tranquille & égale, tant » du ſang, que des autres fluides vitaux, par les con- » duits que la nature leur a préparés dans le corps hu- » main ; circulation qui ſuppoſe dans les fibres dont » eſt formé le tiſſu des cavités, des tuyaux & des cavi- » tés, par leſquels elle s'exécute, un degré de force & » d'élaſticité convenable ; & dans les fluides, la conſiſ- » tance & la quantité requiſe pour céder à l'impulſion » des ſolides.

Hiſtoire de la Santé, & de l'Art de la conſerver ; par M. J. Mackenſic, Membre du Collége royal des Médecins à Edimbourg, traduite de l'anglois, 1761.

A v

ble par des applications. Suppofons qu'une feule glande eft gênée dans fes filtrations; dès-lors l'humeur qu'elle devoit filtrer, demeure en grande partie dans la maffe du fang; infenfiblement fa quantité augmente ; le fang fe trouve furchargé; fa fermentation devient plus confidérable; pour peu que le volume de l'humeur s'accroiffe, la circulation du fang fera notablement gênée, fa fermentation deviendra exceffive; de-là, la tenfion, la chaleur, la rougeur, l'inflammation dans la partie fur laquelle le fang fe portera avec plus d'impétuofité : fi c'eft dans la pleure, voilà la pleuréfie; fi c'eft dans les amigdales, voilà l'efquinancie ; fi c'eft dans la peau feulement, voilà l'éréfipèle, &c.

D'où l'on doit conclure, dit M. le Baron de Caftelet, *que la fiévre la plus ardente, l'efquinancie, la pleuréfie, & généralement toutes les maladies inflammatoires que l'on impute au fang, ne font occafionnées que par l'abondance ou la mauvaife qualité des levains qui s'oppofent à fa naturelle circulation*. Il ne paroît pas qu'on puiffe contefter cette conféquence.

Mais, d'où peut provenir cette abondance, ou cette mauvaife qualité des levains qui s'oppofent à la circulation du fang; c'eft-à-dire, d'où peut provenir le dérangement des humeurs qui trouble l'équilibre de la fanté ? Avant de répondre à cette queftion, M. Ailhaud remarque judicieufement avec la Faculté, qu'il y a fix chofes, fans lefquelles nous ne fçaurions fubfifter, quoiqu'elles n'entrent point dans notre conftitution ; c'eft pour cette raifon qu'on les appelle *non naturelles* ; fça-voir : l'air ; le manger & le boire ; le mouvement & le repos ; le fommeil & les veil'es ; les excré-mens & les matières retenues ; les paffions de l'ame.

« Quand nous ufons de toutes ces chofes mo-
» dérément, dit M. le Baron de Caftelet, l'équi-
» libre règne, nous nous portons bien. Mais, fi
» nous en prenons trop ou trop peu, l'équilibre
» ceffe ; les humeurs font troublées dans leur
» cours naturel ; elles ne fe filtrent plus égale-
» ment ; elles s'arrêtent dans différentes parties
» du corps, où elles produifent diverfes mala-
» dies. »

Voici donc tout le mécanifme de la fanté & de la maladie. On jouit de la fanté, « quand on
» refpire un bon air ; quand on ne mange &
» qu'on ne boit qu'autant qu'il eft néceffaire ;
» quand on ne prend de mouvement & de repos,
» du fommeil & de la veille qu'avec modération ;
» quand les excrémens ne font ni trop fecs, ni
» trop fluides ; enfin, quand les paffions de l'ame
» font dans un équilibre raifonnable ; c'eft qu'alors,
» le fang n'étant ni précipité, ni retardé dans fon
» cours, il n'eft point dérangé dans fes fonctions,
» & tout va un train falutaire ; mais s'il eft trou
» blé par quelqu'une de ces caufes : fi on refpire
» un mauvais air, ou qu'on s'expofe à fes intem-

» péries ; fi on fe livre à des agitations immo-
» dérées, ou à une trop grande inaction ; fi l'on
» prend un fommeil trop long ou trop court.........
» enfin, fi on fe livre immodérément à quelque
» paffion de l'ame, comme trifteffe, joie, co-
» lère, envie, jaloufie, &c. alors le fang fe dé-
» range dans fes filtrations, ou par trop de len-
» teur, ou par trop de viteffe ; les humeurs non
» filtrées reftent avec lui, l'incommodent, l'em-
» barraffent, l'altèrent, le dérèglent, le troublent
» & l'empêchent dans fon action...... De-là
» naiffent la fiévre, les éruptions, les dépôts ;
» de-là enfin prennent leur fource toutes les ma-
» ladies : la décharge des humeurs fe faifant tan-
» tôt à la tête, tantôt à la poitrine, tantôt à l'ef-
» tomac, fur les reins, fur les bras, fur les jam-
» bes, &c. felon la différente foibleffe des par-
» ties qui cédent à leur torrent :» enforte que
le mal commence toujours par un dérangement
dans les humeurs ; & la foibleffe accidentelle de
l'organe, de la partie où l'humeur s'arrête & fe
décharge, en détermine l'efpece.

Le fang n'entre donc pour rien dans la véritable fource des maladies. Leur caufe éloignée,
c'eft l'abus de quelqu'une des fix chofes non naturelles dont on a parlé ci-devant ; leur caufe
prochaine, immédiate, c'eft l'altération des humeurs occafionnées par cet abus. Voilà l'explication auffi fimple que naturelle de l'origine des
maladies : cette explication, plaufible par elle-

même, aura tout le mérite d'une démonstration, dès qu'on verra l'expérience la moins équivoque & la plus constante, attester la vérité des conséquences qui en naissent naturellement. En attendant, nous sommes en droit de demander que la premiere proposition de M. Ailhaud soit regardée comme vraie, comme certaine : & c'est ce que tout lecteur judicieux ne sçauroit nous refuser, au moins par supposition. Car, quoique supposée vraie, si réellement elle se trouve fausse, les conséquences que nous en tirerons seront fausses aussi, & tomberont d'elles-mêmes. Si, au contraire, ces conséquences sont en elles-mêmes autant de vérités sensibles & démontrées, la vérité du principe d'où elles découlent, ne peut plus être contestée.

Il faut donc regarder les humeurs & non le sang, comme la véritable cause de toutes nos maladies. Voilà notre principe. Mais ce seroit peu de connoître cette cause, si, en même-tems, on n'en connoissoit le remède. La Médecine seroit, de toutes les sciences, la plus inutile à l'homme, si, en l'entretenant de ses maux, elle ne pouvoit lui en procurer le soulagement & la guérison : mais seroit-elle bien utile, si, réduite à des connoissances purement conjecturales sur l'origine des maladies, & sur le choix des remèdes qu'elles exigent, elle étoit sujette à de fréquentes erreurs, dont le moindre inconvénient seroit de laisser l'homme noyé dans ses infirmités ? Voilà pour

tant ce qu'on voit tous les jours avec douleur.
Une infinité de perſonnes, d'un excellent
tempérament, languiſſent dans leurs maux,
ſous les yeux de la Médecine, qui ſe tour-
mente en vain pour les ſoulager. Par quel
endroit cette ſcience eſt-elle donc en défaut ?
c'eſt qu'elle ſe trompe ſouvent ſur la cauſe premiere du mal, & que, par une ſuite de cette
erreur, elle ſe trompe encore ſur l'adminiſtration des remèdes, c'eſt-à-dire, que la Médecine
attribue au ſang des maladies qui ne peuvent
procéder de lui, & qu'au lieu de conſerver le
ſang, comme le principal agent du rétabliſſement de l'homme, elle l'attaque comme ſon
ennemi, elle l'affoiblit ; &, par l'apauvriſſe-
ment où elle le réduit, elle recule, & quelquefois éloigne pour toujours le retour de la ſanté.

Ecoutons raiſonner un moment MM. Ailhaud,
pere & fils, ſur cet objet.

SECONDE PROPOSITION

*Les maladies ne procédant point du ſang, mais
toujours des mauvais levains, on doit conſerver
le premier, & donner la ſuite aux ſeconds.*

Cette propoſition ſemble n'avoir beſoin d'aucune preuve ; car il paroît que l'art de guérir ne
doit être autre choſe que l'art d'ôter la cauſe
des maladies, ou, comme le dit M. Ailhaud, re-

movere prohibens (*m*): c'eft-là l'unique office du Médecin. Entreprendre la guérifon d'un malade en laiffant fubfifter la caufe du mal , ce feroit vouloir faire des miracles ; mais, fe tromper en croyant attaquer la caufe du mal & tourmenter une partie innocente , tandis que la partie coupable exerce librement fon empire fous la protection de l'erreur, c'eft aggraver à coup fûr les maux de l'homme, au lieu de les guérir ; c'eft multiplier les fources du mal , au lieu de les tarir. Or , le fang n'eft point par lui-même la caufe des maladies , ainfi qu'on l'a prouvé : donc on ne doit pas l'attaquer, & l'affoiblir par de copieufes & fréquentes faignées. Car, après tout , penfe-t-on, en diminuant le volume du fang, mieux réuffir à vaincre les humeurs, les mauvais levains, qui font le vrai principe des maladies ? Quelle erreur ! La faignée, par elle-même , diminue-t-elle la maffe proportionelle des humeurs fuperflues ou viciées (*n*) ? leur donne-t-elle la fuite ? elle leur donne feulement un plus grand large , & par-là même, leur action n'en eft que plus dangereufe. Ces humeurs, décompofées & altérées par l'état de ftafe où elles avoient été trop long-tems détenues, au lieu d'être évacuées par la faignée , reprennent

---

(*m*) Traité de l'Origine des Maladies , pag. 3.
(*n*) La faignée diminue, à la vérité, la maffe du fang & des humeurs, mais ce qui refte eft toujours dans la même proportion.

leur cours avec plus de rapidité qu'auparavant, & infectent tout sur leur passage. La partie la plus exaltée & la plus pestilentielle est promptement repompée dans les veines ; elle s'y introduit en quantité proportionnelle à celle du sang tiré ; la maladie, qui jusques-là n'étoit dans le corps humain que comme un germe non développé qu'il eût suffi d'évacuer, se développe & se caractérise : le Médecin s'en applaudit, & croit en être mieux guidé dans ses opérations ; mais le malade n'en est que plus accablé, & dans un danger plus prochain. Qu'on y pense bien, la saignée, en diminuant la quantité du sang, affoiblit en effet les forces de l'agent le plus puissant que la nature ait préparé contre les humeurs obstruées ; car *le sang*, dit un Auteur récent, *est le principe de la vie & des forces de l'homme........ Sa quantité naturelle soutient nos forces : la diminution de cette quantité les diminue selon ses degrés, & les abbat enfin jusqu'à l'extinction, quand elle est portée trop loin : c'est ce qu'on voit palpablement dans les animaux qu'on égorge* (o). Pourquoi donc diminuer la quantité naturelle du sang *qui soutient nos forces ?* Faut-il, pour nous guérir, commencer par nous affoiblir ? Les forces d'un malade furent-elles jamais un obstacle à sa guérison ? On n'a point encore touché aux

____

(o) Nouvelles Observations sur la saignée.

humeurs dont l'aſſemblage fait la maladie, &
l'on a déja ôté au malade une partie des forces qu'il avoit pour les combattre, en lui ôtant
une partie de ſon ſang ! Permettez-moi de vous
le dire, Meſſieurs les partiſans de la ſaignée,
vous tirez ſur vos troupes en tirant ſur le ſang.
Pour vaincre ce dépôt d'humeurs qui fait la
maladie, la nature vous a donné le ſang qui
circule dans les veines du malade, comme le
principal inſtrument de la victoire ; voyez avec
quelle ardeur il combat l'obſtacle qui l'arrête :
la chaleur, la tenſion, l'inflammation même de
la partie malade, vous atteſtent les efforts con-
tinuels & puiſſans du ſang, pour r'ouvrir les
paſſages bouchés, pour rétablir l'équilibre troublé : cependant l'obſtacle trop fort, réſiſte encore à l'action du ſang, & la rend inſuffiſante ;
que faites-vous donc, lorſque vous l'affoibliſſez
encore par la ſaignée (*p*) ? Aidez plutôt ſon
opération ſalutaire, par des remèdes qui attaquent directement l'humeur obſtruée, & la di-
viſent : vous faciliterez au ſang la prompte diſ-
ſolution de cet ennemi de la ſanté, & bientôt
vous aurez la conſolation & la gloire de l'avoir
rétablie. Un Auteur qui ne peut être ſuſpect,

(*p*) Les Chinois ne font point uſage de la ſaignée, &
ils vivent auſſi long tems que nous, que l'on ſaignera
douze ou quinze fois dans une maladie. *Deſcription de
la Chine, Tom. III, pag.* 463.

quand il eſt queſtion des opinions de M. Ailhaud, établit à peu près les mêmes principes
que lui ſur les inconvéniens de la ſaignée (*q*).
« J'ai trouve infidèle (dit-il, pag. 137,) la
» méthode ordinaire de ſaigner dans les mala-
» dies inflammatoires. J'ai jugé qu'il y avoit de
» l'abus à ſaigner ſi fréquemment, ſi copieuſe-
» ment, & de ſi près. Il paroît étrange en effet,
» (ajoute-t-il, pag. 147,) dans la pratique ordi-
» naire de pluſieurs Médecins, de voir monter
» le nombre des ſaignées juſqu'à douze ou qua-
» torze, & ſouvent ſans qu'on ait opéré de
» changement dans les acidens de la maladie
» où on les a pratiquées. Cette conduite ſeroit
» autoriſée, ſi chaque ſaignée avoit ſon ſuccès:
» mais loin de-là, j'ai remarqué que les accidens
» ne faiſoient ſouvent qu'augmenter en conſé-
» quence. »

Il faut donc conſerver précieuſement le ſang
dans le tems de la maladie, puiſque c'eſt de
ſon action qu'on doit attendre le retour de la
ſanté, & s'empreſſer de combattre, par des remèdes propres, l'humeur viciée qui eſt le vrai
principe du mal. « Si dans un cas preſſant, où
» l'on ne peut faire avaler aucun remède à un

(*q*) Réflexions ſur la ſaignée, par Jean-Marie Pinot,
docteur de Montpellier, &c. A Dijon, de l'imprimerie
de Defay, 1752.

» malade, on lui ouvre la veine pour fuivre le
» préjugé, ... qu'on ait attention, dans ce cas
» & dans tout autre où l'on croira la faignée
» indifpenfable, de ne pas abattre les forces du
» malade par des faignées trop copieufes &
» trop réitérées. .... L'expérience ne démontre-
» t elle pas que les faignées trop réitérées ap-
» pauvriffent la maffe du fang, & font tomber
» les malades dans l'hydropifie & autres mala-
» dies plus férieufes que celles dont on avoit
» voulu les guérir (r) ? »

« La routine & le préjugé (dit encore M. Pi-
» not, page 170 & fuiv.) en ont précipité des
» millions au tombeau, qui vivroient peut-être
» encore, fi on eût voulu s'écarter d'un
» ufage fi pernicieux. » Et plus bas, il ajoute :
« Quand les malades font morts, on croit n'avoir
» rien à fe reprocher, parce que les faignées
» n'ont pas été oubliées. Fauffe & funefte fé-
» curité ! puifque par les raifons que nous en
» avons donné, ce font fouvent ces faignées pra-
» tiquées fuivant la routine, qui ont été la caufe
» des événemens malheureux dont on fe flatte
» d'être à couvert. A mon égard, je déclare que
» j'en ai trop vu périr avec les faignées les plus
» multipliées, pour que la manière de les prati-
» quer ne m'ait parue fufpecte. »

D'ailleurs, M. Ailhaud remarque très-judicieu-

____

(r) Médecine univerfelle.

fement (s) que la machine de notre corps eft *l'ouvrage d'une intelligence fupérieure ..... fur laquelle il ne fut jamais permis de vouloir dominer. Les Médecins peuvent bien , & même doivent être fes fpeétateurs, fes admirateurs & fes miniftres ; mais jamais fes perturbateurs, fes lacérateurs, fes tyrans.* Par conféquent, ils ne doivent point, réguliérement parlant, *détourner le cours admirable de fes opérations, (de la nature ,) en lui ouvrant de nouvelles iffues , ou en lui faifant rebrouffer chemin , ou en la violantant en quelqu'autre maniere.* Ce feroit une *témérité.* Leur miniftere fe réduit *à ôter tout ce qui s'oppofe à l'opération de la nature , qui d'elle-même a tout ce qu'il faut pour fe réparer , & qui fe réparera dès-lors qu'on lui aura ôté tout ce qui l'incommode , & l'empêche de continuer le cours admirable de fes opérations, prefcrit par fon Auteur.* Il eft aifé de conclure que les évacuations du fang ne prenant point leur fource dans la nature, qui n'a point préparé d'iffue au fang pour s'échapper , paroît contraire à fa conftitution , & par-là même la faignée doit être généralement plus nuifible que falutaire , & l'expérience ne le prouve que trop.

Quels font donc les remèdes qu'il faut employer pour détruire les humeurs d'où procèdent toutes les maladies? Voici la réponfe de M. Ailhaud.

(s) Traité de l'Origine des Maladies, pages 2 & 3.

TROISIEME PROPOSITION.

Les purgatifs étant seuls capables de donner la fuite aux humeurs arrêtées, & de détruire les obftructions & mauvais levains qui occafionnent les maladies, il faut y avoir recours, & en compofer d'affez doux pour produire l'effet defiré.

Cette propofition renferme deux affertions. La premiere, qu'il faut toujours avoir recours aux purgatifs : la feconde, qu'il faut en compofer d'affez doux pour produire l'effet defiré.

La premiere affertion eft un premier principe de Médecine, s'il eft conftant que les humeurs non filtrées font la caufe générale de toutes les maladies. Car, dans toutes les maladies, que la Médecine appelle *maldies d'humeurs*, le remède direct qu'elle leur oppofe, ce font les purgatifs. Tous les autres remèdes qu'elle met en ufage, comme faignées, lavemens, tifanes, &c. ne font que des préambules qu'on eftime néceffaires, pour favorifer l'effet de la purgation, mais de la vertu defquels on n'attend pas la réfolution de l'humeur qu'on attaque. Le remède proprement deftructeur des humeurs, ce font les purgatifs : leur propriété naturelle eft d'attaquer les obftructions, de les diffoudre, de donner la fuite aux mauvais levains, & de rétablir la naturelle circulation du fang & des efprits. Or il a été prouvé, dans la premiere propofition, que toutes les maladies, même celles qu'on avoit coutume d'imputer au sang, procédoient toujours des humeurs. Donc, pour opérer la guérison de toutes les maladies en général, il faut avoir recours aux purgatifs.

Mais on peut faire là-dessus une observation très-judicieuse, sçavoir, que la plûpart des purgatifs ont des propriétés très-dangereuses, par la violence avec laquelle ils produisent ordinairement leurs effets, malgré l'attention & les précautions avec lesquelles on les prépare : que d'autres deviennent inefficaces, par les correctifs trop grands qu'on emploie pour adoucir leur dangereuse activité : enforte que, quoiqu'il soit convenu que c'est par les purgatifs qu'il faut attaquer la cause du mal, on est très en peine de trouver parmi les purgatifs un remède assez efficace pour détruire l'humeur obstruée, & assez doux en même tems, pour n'avoir rien à craindre de son opération.

Il suffit d'avoir été malade, & d'avoir pris des médecines ordinaires, pour sentir la difficulté renfermée dans cette observation, & pour comprendre l'importance de la seconde assertion de M. Ailhaud, quand il dit *qu'il faut composer des purgatifs assez doux, pour opérer l'effet desiré.* Cette assertion évidente à tous les esprits, n'a pas besoin de preuves : mais l'embarras consiste à composer ces purgatifs assez doux, pour produire l'effet desiré : ces purgatifs analogues au corps humain,

humain, qui confervent affez de vertu pour agir efficacement contre les humeurs arrêtées, & affez de douceur pour ne nuire à aucune des parties intérieures de l'homme, à caufe de leur analogie avec elles.

On conviendra aifément que la compofition d'un purgatif de cette derniere efpèce, fi elle eft poffible, ne peut être que le fruit d'une expérience longue & éclairée, d'une étude fuivie des différentes propriétés des purgatifs, & d'une connoiffance profonde de la conftitution du corps humain.

On conviendra encore que fi quelque laborieux fcrutateur de la nature a été affez heureux pour parvenir à la compofition d'un tel purgatif, il a fait pour les hommes, la plus riche & la plus utile découverte; il a fait pour la Médecine, plus que n'ont fait les hommes les plus illuftres dans cette profeffion. Or, M. Ailhaud a ofé tenter cette glorieufe & importante découverte : après plufieurs années de travail, il a cru y être parvenu : il a cru avoir renfermé dans une Poudre qu'il a compofée, le remède *le plus efficace*, *le plus prompt* & *le plus doux*, qui, jufqu'à préfent, foit connu *contre toute maladie*. Il ne s'eft pas contenté de le penfer; il a ofé le dire au public, & le dire avec ce ton d'affurance, qui, dans un homme d'honneur, fuppofe les preuves les plus fortes & les plus incontestables. Il héfitoit fi peu dans fon opinion, qu'il *offroit à tout moment* de l'éprouver *fur tout malade*; qu'il demandoit de *l'éprouver dans des pleines falles d'Hôpitaux* (*t*).

Rien n'eft donc fi intéreffant pour l'humanité, que d'examiner avec impartialité le mérite des preuves fur lefquelles M. Ailhaud appuie les admirables propriétés de fa Poudre purgative. Ce qui fait bien fon éloge, c'eft qu'il ne cherche pas à éblouir fes lecteurs par les raifonnemens abftraits d'une obfcure & fautive phyfiologie. Ennemi de cette fublime charlatanerie fi accréditée de nos jours, il fe préfente au tribunal de l'expérience, & il foumet à fon flambleau l'examen de toutes les preuves fur lefquelles il fe fonde. Rebelle envers tous les préjugés, indocile à toutes les leçons de l'autorité, de l'ufage, &c. il met toute fa gloire à confulter l'expérience, à refpecter fes décifions, & il protefte que jamais il n'appellera de fes jugemens.

Il n'eft point d'homme raifonnable qui puiffe fufpecter le tribunal devant lequel M. Ailhaud veut être jugé. Il n'eft point d'homme, ami de l'humanité, qui ne veuille l'y fuivre, pour l'entendre plaider fa caufe, & la juger. S'il appuie fa doctrine fur des faits; s'il autorife fa pratique par des exemples nombreux; s'il démontre la bonté, l'univerfalité de fa Poudre par des

---

(*t*) Traité de l'Origine des Maladies, Chap. II, Art. I, pag. 19.

fuccès conftans, tout homme équitable pourra-
t-il lui refufer fon fuffrage? Nous nous hâtons
d'entrer dans cette intéreffante difcuffion, à laquelle M. Ailhaud lui-même nous invite; nous
allons examiner les *progrès* de fa Poudre purgative, depuis fon origine, jufqu'à la mort de
fon Auteur. Le lecteur, déja au fait du fiftème
qui a donné naiffance à cette Poudre, achevera
de fe décider pour ou contre, felon l'impreffion
que feront fur lui les voix réunies d'une foule
prefqu'innombrable de témoins qui dépoferont
fur fes propriétés, d'après leur propre expérience.

SECONDE PARTIE.

Progrès de la Poudre & du Syftème.

POUR venger efficacement la mémoire de
M. Ailhaud, témérairement attaquée dans divers écrits publics, il fuffit de ramener les
auteurs des invectives répandues fur fes cendres,
à l'époque des premiers fuccès de la Poudre purgative, & de confidérer quelle fut alors la conduite de M. Ailhaud. Nous avons déja remarqué (pag. 5,) que la Poudre exifte depuis le
commencement de ce fiécle, c'eft-à-dire, depuis
environ foixante & quatorze ans (*a*). Peut-être

______

(*a*) M. le baron de Caftelet parle d'une *expérience de
foixante ans*, dans la Feuille intitulée *Médecine univerfelle*, imprimée en 1760.

ne fut-elle pas portée tout-à-coup au degré de perfection que son Auteur lui a donné dans la suite, mais du moins la principale découverte étoit faite ; & M. Ailhaud la croyoit si utile (b), *que, s'anéantissant en la présence de Dieu, il crut certainement que c'étoit une grace singuliere dont il vouloit favoriser les hommes.* Mais il se garda bien de la divulger aussi-tôt, & de la garantir au public. Rempli de sagesse & de droiture, il ne voulut ni se tromper, ni tromper les autres. Il étudia les propriétés de sa Poudre avec une longue & scrupuleuse attention ; pour s'assurer sans équivoque de ses véritables effets, il en usa constamment pour lui-même, & il en fit faire usage aux malades qui s'adressoient à lui : le flambeau de l'expérience éclairoit toutes ses observations ; il pensoit que, dans une matiere si importante, on ne pouvoit apporter trop de précaution pour éloigner jusqu'à l'ombre du doute.

Dans ces épreuves multipliées, la Poudre surpassa les espérances de M. Ailhaud, & combla ses desirs. Les maladies les plus opiniâtres, qui résistoient à toute la Médecine, cédoient à l'efficacité de sa Poudre : il eut l'inexprimable consolation d'arracher d'entre les bras de la mort une foule de malades, que la Médecine abandonnoit après les avoir accompagnés jusqu'aux

____

(b) Traité de l'Origine des Maladies, pag. 15.

portes du tombeau. Alors il fe crut obligé de faire connoître fon remède. Sa confcience lui eût éternellement reproché d’avoir enfeveli dans un filence criminel le don que Dieu lui avoit fait pour tous les hommes. Mais, toujours timide & modefte dans fa conduite, il ne monta point fur le *tréteau* que lui prête M. de la Porcherie (c), & qu’il eût mieux fait de réferver pour lui-même ; ni fur le *théâtre des empyriques*, où femble le placer un anonyme Italien (d) ; non : plus éloigné que fes cenfeurs du rôle de *charlatan*, il fe contenta d’annoncer au public, plus encore par la guérifon de fes malades que par fes difcours, qu’il étoit l’Auteur d’une Poudre fpécifique pour la guérifon des maladies de l’homme ; qu’il la compofoit avec foin, & qu’il la feroit diftribuer à tous ceux qui voudroient en ufer.

Bientôt le bruit s’en répandit à Aix & dans les différentes parties de la Provence ; les talens & la probité connus de M. Ailhaud donnerent du crédit à fa Poudre ; mais le bien qu’en difoient ceux qui en ùferent, établiffoit encore plus folidement fa réputation. M. Ailhaud jouiffoit en fecret du doux plaifir de ces premiers fuc-

---

(c) Dans une Lettre écrite au Journalifte de Médecine, inférée dans fon Journal de Décembre 1763.

(d) Dans une Lettre fur l’ufage de la Poudre d’Ailhaud, 1763. A Lugano, *in-8°*, 26 pages. Nous rendrons compte de ces deux Lettres.

cès, il les voyoit croître de jour en jour; déja il recevoit de bien des endroits des Lettres dictées par la reconnoissance. Une foule de personnes inconnues l'assuroit devoir à sa Poudre la vie ou la santé; & cependant M. Ailhaud n'avoit point encore développé aux yeux du public le fond de ses opinions sur la Médecine; il n'avoit point mis au jour son système sur l'Origine des Maladies, qui l'avoit conduit à la découverte de sa Poudre, & qui devoit former un grand préjugé sur sa bonté. Environ trente ans s'écoulerent depuis la naissance de la Poudre, jusqu'au moment où M. Ailhaud rompit enfin le silence que la prudence & la modestie lui avoient imposé. Ce ne fut qu'en 1737 qu'il fit paroître pour la premiere fois son Traité sur l'Origine des Maladies.

Qu'on me permette de réfléchir un moment sur la marche de M. Ailhaud, & d'en pénétrer les motifs. Pourquoi ne pas publier tout à la fois la Poudre, & le système qui devoit servir de fondement à la Poudre? Pourquoi tant de lenteur à mettre au jour des écrits qui devoient faire connoître au public tout le prix du remède qu'on lui distribuoit? Est-ce que M. Ailhaud se méfioit encore de l'exactitude & de la solidité de sa théorie, puisqu'il craignoit de la produire? non certainement, il ne s'en méfioit pas; il avoit eu tout le loisir de la porter pour lui-même au plus haut degré de conviction &

d'évidence. Mais, s'il s'étoit preffé de communiquer fes idées au public, auroit-il pu fe flatter de les faire adopter fur fa parole ? il falloit détruire le préjugé général, qui affigne à chaque maladie une caufe particuliere, des remèdes différens : préjugé peut-être auffi ancien que la Médecine, confacré par le plus grand nombre des maîtres de l'Art, qui, fur cet objet, fe font copiés les uns les autres ; en un mot, c'étoit en quelque forte les principes fondamentaux de la Médecine, les axiomes reçus comme des vérités premieres, qu'il falloit attaquer & renverfer. Eût-il fuffi, pour réuffir dans une entreprife fi difficile, d'alléguer une expérience domeftique, inconnue au public, & d'autant plus fufpecte, qu'elle étoit plus contraire à toutes les opinions généralement accréditées ? Et M. Ailhaud, s'il eût publié fon fyftème en même temps que fa Poudre, n'eût-il pas dû s'attendre à les voir rejeter tous les deux fur l'étiquette, & à rendre inutile, par trop d'empreffement à procurer le bien des hommes, l'ineftimable remède qu'il leur avoit préparé par les plus longs & les plus pénibles travaux ?

M. Ailhaud, jaloux de la gloire d'être utile à fes femblables, prit la route la plus fûre pour y parvenir. Ennemi de toute préfomption, il ne compta pour rien la force de fon témoignage, & ne prétendit point captiver les efprits par fon autorité. Rempli de refpect pour le public, il

ne voulut ni contredire ſes idées, ni entreprendre de le détromper d'une erreur, qu'après avoir
mis ſous ſes yeux un corps d'expériences & de
lumieres, capable de frapper tous les eſprits &
de les perſuader. En un mot, il voulut conduire
à ſon ſyſtème, par les mêmes voies par leſquelles la nature l'y avoit conduit lui-même.

Dans cette vue, il ſe contenta d'abord de
faire connoître ſa Poudre. Il compta ſur ſes bons
effets, & il crut qu'ils devoient ſervir pour le
public, de fondement à ſon ſyſtème. En effet,
le moyen le plus court, & peut-être l'unique,
de démontrer l'unité de cauſe dans les maladies, & la poſſibilité d'une médecine univerſelle,
étoit de mettre ſous les yeux du public des
malades de toutes les ſortes, guéris par un ſeul
& même remède. En voyant les maladies les
plus diſparates, celles que la Médecine regarde
comme oppoſées, diſparoître par l'efficacité de
cet unique remède, l'eſprit le moins pénétrant
conçoit d'abord qu'il doit y avoir quelque choſe
de commun dans toutes les maladies, autrement,
il ne ſeroit pas poſſible que les opérations toujours uniformes de ce remède *unique*, délivraſ-
ſent l'homme de ces différentes infirmités ! On
conçoit encore que ce qu'il y a de commun
dans toutes les maladies, doit être le germe,
la cauſe premiere & proprement dite des maladies ; car ſi les cauſes premieres des maladies
étoient réellement diſtinguées, comment un re-

mède unique, qui n'attaque qu'une feule caufe, pourroit-il guérir deux maladies qui dériveroient de deux caufes différentes?

Ces notions générales gravées dans tous les efprits, non par les leçons de la Phyfique & de la Médecine, mais par celles du fimple bon fens, promettoient à M. Ailhaud toute faveur pour fon fyftème, dès qu'il auroit fait voir aux hommes ce remède finguliérement efficace, dont l'ufage détruiroit dans tous les cas poffibles ce qu'il y a de commun dans toutes les maladies, je veux dire, leur principe & leur caufe. Jufqu'alors le fyftème, quoique très-fimple & très-raifonnable en lui-même, ne pouvoit faire fortune dans le monde, à caufe de l'empire des préjugés contraires; & voilà fans doute la raifon pour laquelle M. Ailhaud a demeuré fi long-tems fans le publier; peut-on ne pas admirer fa rare prudence, fa pénétration & fa délicateffe!

Mais peut-on de même le féliciter fur l'heureux fuccès de fes combinaifons? Et n'auroit-il point porté trop loin fes prétentions, en fe flattant d'avoir trouvé ce remède fans égal, auquel il donne le nom de Médecine univerfelle? C'eft maintenant qu'il faut entendre, non M. Ailhaud lui-même, qui feroit fufpect en fa propre caufe, mais des témoins défintéreffés, de toutes les conditions & de tous les pays, qui, fans avoir pu fe concilier enfemble, ni être follicités par

M. Ailhaud en faveur de sa poudre, parlent de ses propriétés , ou comme témoins oculaires , ou, ce qui est encore mieux, d'après leur propre expérience. Si nous trouvons de nombreux témoins en qui toutes ces qualités concourent , tout Lecteur pourra, sans crainte d'erreur , juger les prétentions de M. Ailhaud, & prononcer sur sa Poudre & son système. Pourroit-on dans les choses humaines, dans les discussions de fait , appuyer un jugement, quel qu'il soit, sur des fondemens plus solides ?

Or, dans le moment présent, le public a sous ses yeux dix Recueils de témoignages qui déposent sur les propriétés de la Poudre d'Ailhaud. Il se trouve dans ces dix Recueils , dix-huit cents soixante & sept lettres qui sont comme autant de témoins qui rendent compte de ce remède (e); assurément le nombre est bien honnête , & je ne crois pas que dans aucune information civile ou criminelle , on ait jamais requis , pour constater un fait , des dépositions aussi nombreuses. Un simple coup d'œil sur la

---

(e) I.   Recueil . . . . 197.
II.   Recueil . . . 212.
III. Recueil . . . 139.
IV.   Recueil . . . 140.
V.   Recueil . . . 166.
VI.   Recueil . . . 178.   } 1867 Lettres.
VII. Recueil . . . 163.
VIII. Recueil . . . 265.
IX.   Recueil . . . 207.
X.   Recueil . . . 200.

Table qui termine chaque Recueil, préfente auffi-tôt la nomenclature effrayante de la multitude de maladies dont l'homme peut être atteint, & les témoins affurent à M. Ailhaud que fa poudre en a opéré la guérifon (f). La plûpart même de ces maladies guéries par la Poudre, avoient auparavant réfifté à toute la Médecine, enforte que plufieurs des lettres de guérifons qui l'atteftent, renferment en même temps une comparaifon formelle de la Poudre avec les autres remèdes de la Médecine, & relèvent infiniment la vertu de la Poudre. Le grand nombre de ces lettres eft un tiffu d'éloges, de fentimens de reconnoiffance, d'admiration, &c. On trouve dans quelques-unes, des guérifons qui tiennent du prodige, & fi l'on pouvoit regarder comme morts, ceux que des Médecins ont délaré ne pouvoir revenir de leurs maladies, on pourroit dire, d'après les témoignages cités, que la Poudre a reffufcité des morts. En un mot, il ne manque rien au fond des témoignages nombreux qu'a produit M. Ailhaud, pour lui don-

____

(f) Nous n'entrons point dans le détail circonftancié des guérifons mentionnées dans les Recueils dont nous parlons. Il faudroit donner un extrait de toutes les lettres qui les compofent, ce qui feroit ennuyeux par la longueur & l'inutilité. Nous fuppofons que la plûpart de nos Lecteurs ont déja parcouru ces Recueils, ou font à portée de le faire, s'ils le defirent. Nous nous en rapportons à cette lecture, pour juftifier l'exactitude de ce que nous avançons, & montrer que nous n'exagérons rien.

ner droit de conclure que fa Poudre eft véritablement une *Médecine univerfelle*, fi les témoins qui parlent, font tels qu'une faine critique a droit de les demander, c'eft-à-dire s'ils font défintéreffés, de toutes les conditions, &c. c'eft fur quoi doit porter maintenant toute l'attention du Lecteur.

Témoins défintéreffés. Et qui peut douter que les auteurs des Lettres dont nous parlons n'aient été pleinement défintéreffés dans la caufe préfente ? Outre que plufieurs proteftent n'être guidés, en écrivant, que par l'amour de la vérité, ou par le bien de l'humanité, quel autre intérêt pourroit-on leur fuppofer ? Qu'ils font liés à M. Ailhaud ou à fa Poudre ? Mais éloignés de M. Ailhaud, ne le connoiffant point, n'étant point connus de lui, n'eft-il pas évident que leurs relations avec cet homme célèbre n'ont pu être formées que par les admirables effets de fa Poudre, & par la jufte reconnoiffance qui les animoit, après avoir eu le bonheur d'en ufer ? Or, quels témoignages d'un plus grand poids, que ceux qu'infpire le zèle du bien public, ou un mouvement de reconnoiffance ? Et quelle reconnoiffance moins fufpecte d'intérêt, que celle qu'on témoigne librement à quelqu'un qui ignore qu'on lui a obligation ?

Témoins de toutes les conditions. C'eft un préjugé bien favorable à la Poudre, de voir qu'un remède deftiné à l'ufage de tous les hommes

sans exception, réçoit de tous indistinctement
un tribut d'éloges, uniquement fondé sur sa
bonté. Qu'on parcoure seulement les signatures
des Lettres qui composent les dix Recueils,
pourra-t-on n'être pas ébranlé, en rencontrant
les noms de plusieurs Princes étrangers, de plusieurs Ministres d'Etat, d'une multitude étonnante
de personnes distinguées dans l'épée & dans la
robe, d'un Prélat respectable (g), d'une foule
d'Ecclésiastiques & de Religieux, de Gentils-hom-
mes, d'Avocats, de Bourgeois de Négocians,
de Marchands, de gens d'affaires, &c? Comment récuser des témoins si irréprochables? &
si leurs témoignages méritent créance, comment douter, après cela, de l'efficacité, de
l'universalité de la Poudre?

Un Médecin incrédule demandera peut-être
avec ironie s'il se trouve beaucoup de Médecins souscripteurs de ces Lettres de guérisons?
Mais, outre qu'avec des suffrages aussi décisifs
que ceux qu'on a cités, on pourroit, sans inconvénient, se passer de l'approbation de MM.

(g) Mgr l'évêque de Lisieux, qui dit dans sa Lettre, la
derniere du neuvieme Recueil : « Il seroit à souhaiter que
» ce Recueil fut plus répandu il feroit connoître les
» propriétés de cette Poudre, & les succès qu'elle a eû
» dans les diverses maladies où elle a été employée....
» Je ne suis pas le seul ici qui se loue de ce remède ; il
» est nombre de personnes qui lui doivent la vie. Il a en-
» core cet avantage que c'est, de tous les purgatifs, le plus
» doux & le moins échauffant. »

les Docteurs, nous répondons à celui qui feroit cette question : 1° Qu'il trouvera dans son cœur la raison pour laquelle il pourroit se faire sans miracle que les divers Recueils ne présentassent aucune Lettre écrite par des Médecins. 2° Que pour sçavoir d'abord si l'on est malade, puis si l'on est guéri, l'on n'a pas besoin de l'attestation du Médecin. 3° Que les dix Recueils publiés par M. Ailhaud, présentent la signature de trente-deux Médecins, & de quatre-vingt-un Chirurgiens, administrateurs déclarés de la Poudre (*h*). Preuve évidente que dans les ames bien

---

(*h*) *I. Recueil.* Les sieurs Bernard, Turrier, Feburier, *Chirurgiens.*

II. Recueil. MM. de Chevy, Paul Léon, Pierre Recupero, François Leblanc, Martin Piscopo, J. B. Savoca, *Médecins.*

Les sieurs Cau, Pieron, Didelot, Lacroix, *Chirurgiens.*

III. Recueil. MM. Humbert, Helling, Yzuriaga, *Médecins.*

Les sieurs Flore, Leglise, Daubanton, Laty, Deslandes, Deroux, Fraichinet, *Chirurgiens.*

IV. Recueil. M. Selleron, *Médecin du Roi.*

Les sieurs Montaut, Labourel, Gillion, Basset, Beauregard, Alibert, Tissandier, *Chirurgiens.*

V. Recueil. MM. Laveyssiere, Esprit de Lyon, Delafont, Vialon, Champion, *Médecins.*

Les sieurs Pouget, Dasque, Ducoudrai, Bergé, Prieur, Junoy, Callian, Quilhet, Massé, Delpech, *Chirurgiens.*

VI. Recueil. M. Davisard, *Médecin.*

Les sieurs Bayard, Balme, Dubois, Délinieres, Vaquier, Piat, Dubans, Ferber, Gourfaud, Dargelos, Gillion, Malet, Serre, Palmade, *Chirurgiens.*

VII. Recueil. MM. Terris, Fleuri, *Médecins.*

Les sieurs Maublanc, Faber, Balzac, Barret, Muteau de Roquemont, Cissey, Saint-Bris, *Chirurgiens.*

faites, l'intérêt de la vérité peut l'emporter sur celui des préjugés, de la jalousie, & même de l'esprit de Corps.

Témoins de tous les Pays. Il n'y a peut-être aucune Province en France, où la Poudre d'Ailhaud ne soit connue, & où elle n'ait fourni des preuves de sa vertu. Par un juste retour, l'Auteur de la Poudre a reçu de toutes les Provinces du Royaume des marques distinguées du cas qu'on y fait de son remède, & de l'estime qu'on y a pour lui. On peut encore s'en assurer par un simple coup d'œil sur les signatures des lettres citées : on en trouvera non-seulement de toutes les contrées du Royaume, mais même des pays étrangers, de la Savoie, de la Catalogne, de l'Espagne, de l'Italie, de la Turquie, de la Saxe, de l'Allemagne, de la Hon-

---

VIII. Recueil. MM. Malhié, Subrejons, Carton, *Médecins.*

Les sieurs Gerhard-Musch, de la Vigne Molard, Salanave, Duhard, D'Antreville-Godefroy, Hurel, Bouzon, Dorial, *Chirurgiens.* Loubens, & M. Le Maire, *Chirurgien du Roi & de sa Vénerie.*

IX. Recueil. MM. Baltasar Serviti, Cols, Jacques-Bernard Hummel, Estevé Pontet, *Médecins,* & M. Verchere pere, *Conseiller - Médecin ordinaire du Roi, Intendant des Eaux minérales de Bourbon-Lancy.*

Les sieurs Vinot, le Roy, Desjardins, de la Follie pere, Dathy, Riolle, Millot, Pautrie, Amouroux, *Chirurgiens.*

X. Recueil. MM. De la Bodiniere, Marc Perron, Alquie de Fonguillere, Challard, Barjol, *Médecins.*

Les sieurs Desnauve, Chandelet, Rousselot, Roy, Gremet, Bernard, Bouquet, Desroche, Garnier, Andrieu de la Vergniolle, *Chirurgiens.*

grie, quelques-unes du Nouveau-Monde. Un remède fi répandu, n'ayant pour lui que fes propriétés invariables, employé par tant de mains peu expérimentées, & recueillant dans tous les pays des éloges mérités par des fuccès, peut-il n'être pas intrinféquement excellent? Et n'eft-ce pas une vraie pitié, que la voix difcordante de quelques Médecins prétende balancer l'impreffion favorable à la Poudre, qui refulte de tant de fuffrages réunis?

Il n'eft pas inutile de remarquer que parmi les cent quatre-vingt dix-fept lettres qui compofent le premier Recucil, il en eft plufieurs écrites par des perfonnes diftinguées, qui tiennent le premier rang à Aix même. Un premier préfident de la Cour des Comptes, un Confeiller au Parlement, deux Dames, quelques autres particuliers, entr'autres, des Chirurgiens du voifinage. Rarement eft-on prophète dans fa patrie, & il faut que le mérite de M. Ailhaud & de fa Poudre foit bien inconteftable; pour avoir moiffonné des éloges, & des éloges fi honorables dans une terre, où, pour l'ordinaire, on ne trouve que contradiction.

Témoins qui n'ont pu fe concilier enfemble. Je ne crois pas qu'il puiffe venir dans l'efprit d'aucun homme raifonnable, que les dix-huit cents foixante & fept Lettres publiées par M. Ailhaud, foient le fruit d'une ligue formée par ceux qui les ont écrites, pour donner de la réputation à la Poudre. Outre la disparité des conditions, & la distance des lieux qui sépare tous ces Auteurs, & qui met une sorte d'impossibilité physique au projet d'une confédération, quel objet auroit-on pu se proposer en proclamant un remède inconnu, dont la vertu auroit été douteuse ? On voit que l'hypothèse d'une conciliation seroit absurde : d'où il suit que chaque Lettre n'exprimant que la façon de penser du particulier qui l'a écrite, si on les voit se réunir à louer la Poudre, à l'admirer, c'est que la Poudre a sçu mériter le suffrage de tous, en faisant un bien marqué à tous.

Témoins qui n'ont pu être sollicités par M. Ailhaud. Il semble encore inutile d'insister sur cette circonstance ; car il n'est personne qui ne voie d'abord que si M. Ailhaud avoit été assez imprudent pour demander des certificats que sa Poudre n'auroit pas mérités, loin d'en obtenir des personnes respectables qui lui en ont adressés, il n'eût reçu de leur part que d'humiliantes mortifications. En effet, quelle est la personne d'honneur assez complaisante pour certifier, surtout par la voie de l'impression, le contraire de ce qu'elle sçait, ou seulement, ce dont elle doute ? Et d'ailleurs comment M. Ailhaud auroit-il pu déterrer toutes ces personnes complaisantes, en tant d'endroits différens, & par quel appas les auroit-il subornées ? Mais on ne fera peut-être pas cette injure aux souscripteurs des dix-huit cents foixante & fept Lettres. Aucun n'a cru com^a promettre fa probité, fon honneur, en attef- tant la bonté de la Poudre d'Ailhaud ; tous ont cru rendre témoignage à la vérité ; tous ont cru remplir un devoir, plutôt que faire un acte de complaifance ; ces Lettres renferment donc le langage de la vérité, & c'eft fur elle que la Poudre d'Ailhaud fondera toujours fon triomphe.

Enfin, *Témoins oculaires, ou qui parlent d'après leur propre expérience, & par conféquent témoins éclairés.* C'eft ici fans contredit le plus fort argument que fourniffent les dix Recueils cités, en faveur de la Poudre d'Ailhaud. Des dix-huit cents foixante & fept témoignages qu'ils renferment, il n'en eft pas un feul qui n'ait été donné par des témoins oculaires de fa vertu, ou, ce qui eft encore plus décifif, par des témoins qui ne font que raconter l'heureufe expérience qu'ils en ont faite. Le très-grand nombre eft de ces derniers. Or ces témoins étant défintéreffés, gens d'honneur & de probité, (ainfi que nous avons droit de le fuppofer,) quel poids, quelle force dans le parfait concert avec lequel ils ont parlé de la Poudre, & dans tout ce qu'ils en ont dit ? Ce n'eft pas après avoir perdu leur temps à la décompofer, ou à étudier les rêve- ries de ces fpéculateurs oififs qui l'ont vainement tenté, que ces témoins ont porté leur jugement fur ce remède. Des connoiffances plus fûres ont fervi de bafe à leurs raifonnemens. Affligés des maladies les plus férieufes , ils ont ufé de la Poudre , malgré les frayeurs cruelles que leurs Médecins tâchoient de leur infpirer contre ce prétendu cauftique ; ils ont été guéris. Voilà le fondement de tous les éloges qu'ils lui ont prodigués pour rendre hommage à la vérité & faire dépit à l'envie. Qu'on compare maintenant l'obfervation d'un M. Thiery , qui (en avouant qu'il ne fçait pas au jufte ce qui entre dans la compofition de la poudre,) prétend qu'elle eft un poifon , & les témoignages de ceux qui (après en avoir ufé,) l'appellent un remède divin : fe décider entre ces deux autorités , feroit-ce donc la matière d'un problême ?

Mais après tout ce qu'on a dit fur le caractère des divers témoins qu'a produit M. Ailhaud pour le jugement de fa caufe, les fuffrages du public équitable pourroient-ils encore être partagés ou indécis ? Dix-huit cents foixante & fept témoins tout d'un coup , & fi irréprochables, qu'à l'exception de deux, dont nous parlerons plus bas, & dont nous démontrerons victorieufement l'exactitude , les parties adverfes de M. Ailhaud n'ont jamais entrepris de les contredire. Que faudroit-il de plus, pour faire pancher la balance? Un Recueil fi confidérable des effets admirables, & *non conteftés* de la Poudre d'Ailhaud, pourroit-il laiffer le moindre nuage fur fa vertu? Dans une difcuffion de fait, où tous les témoins qui parlent, font *gens défintéreffés*, *de toutes les conditions*, *de tous les pays*, *fous les yeux ou en la perfonne defquels* ont été opérés les effets dont on veut conftater l'exiftence, peut-on defirer une preuve plus directe, plus complette, plus décifive ?

Pour donner encore plus de poids à ces témoignages, nous remarquerons que la maladie d'un homme & fa guérifon font des objets fi notoires, qu'il n'eft guère poffible d'y mêler de l'erreur. On fçait bien dans chaque pays, fi telle perfonne du lieu a été malade, ou non; fi elle l'eft encore, ou fi elle ne l'eft plus; fi elle avoit telle maladie, ou une autre; fi c'eft par l'ufage d'un tel remède, ou de tel autre, qu'elle a été guérie. Pour peu qu'on ait de fentiment & de pudeur, on ne s'avifa jamais de publier la fauffe relation d'une maladie, d'une guérifon, &c. En tout cas, il eft clair, dans la matière préfente, que fi, parmi les relations publiées par M. Ailhaud, il s'en trouvoit quelqu'une de fufpecte, le zèle qui dévore tant de Médecins antagoniftes de la Poudre, ne manqueroit pas d'éclaircir & de rectifier les inexactitudes de la relation. Sans doute, ils fe croiroient obligés de détromper le public abufé. On peut donc regarder comme irréprochables toutes celles qui font imprimées, puifqu'il n'y en a que deux qui aient été contredites, & dont nous garantiffons la juftification. Dès-là, les dix Recueils de guérifons qui ont

paru, pourroient être intitulés : *Hiſtoire véritable & non conteſtée des admirables effets de la Poudre d'Ailhaud, par gens déſintéreſſés, de toute-
les conditions, de tous les pays, ſous les yeux, ou
en la perſonne deſquels ladite Poudre a mani-
feſté ſa vertu.*

Mais, en ſuppoſant ce corps de preuves hors
d'atteinte, par le caractère des témoins & la nature des faits dont ils dépoſent, que reſtoit-il à
M. Ailhaud, que de conclure, comme une choſe
démontrée, *que toutes les maladies procèdent d'une
ſeule cauſe; qu'un ſeul remède peut détruire cette cauſe,
& que ſa Poudre a les propriétés néceſſaires pour
opérer cet effet ?* En avançant toutes ces nouveautés, M. Ailhaud ne fait qu'exprimer par une propoſition générale ce qui ſe trouve énoncé &
prouvé dans les détails particuliers des Lettres
imprimées. Car, dès que la Poudre donnée à des
malades de tout âge, de tout ſexe, de tout
pays, atteints de diverſes maladies, a pu les guérir
uniformément, d'une manière plus douce & plus
ſûre que les remèdes reçus juſqu'alors; pourquoi
ne pas dire, ce qui ſaute aux yeux de toute perſonne qui réfléchit, ſçavoir, qu'une ſeule cauſe
avoit engendré toutes les maladies, & qu'une
ſeule médecine, qui a pu les guérir toutes, mérite à juſte titre le nom de *Remède univerſel?* Et
cela ſuppoſé, le ſyſtème de M. Ailhaud, qu'eſt-il
autre choſe qu'une conſéquence légitime de toutes les Lettres de guériſons qui lui ont été adreſ-

fées ? On fent encore mieux à préfent, pourquoi M. Ailhaud n'a fait paroître fon fyftème que lorfqu'il a pu le mettre à côté d'un nombre fuffifant de Lettres de guérifons ? C'eft que, dans l'art de bien raifonner, on ne tire la conféquence qu'après avoir établi les prémiffes.

Mais ce préalable une fois rempli, il faut convenir que M. Ailhaud a enrichi le public de la découverte la plus intéreffante & la plus complette qui fe puiffe. Son fyftème, fans fa Poudre, eût montré à tout efprit impartial la poffibilité d'un remède univerfel ; mais, le faifant defirer, & ne le donnant pas, cette belle théorie n'eût laiffé que des regrets à l'homme. La Poudre, fans le fyftème, fût devenue un remède borné, affujetti en tout aux loix & aux incertitudes de la Médecine, qui ne l'eût employé que dans un petit nombre de maladies, & n'eût jamais penfé qu'elle pût être utile à toutes. Le fyftème & la Poudre réunis, fortant dès mains de l'Auteur, foutenus par les expériences les moins équivoques, font un préfent complet, qui ne laiffe rien à defirer à l'homme pour fa guérifon. C'eft ainfi qu'en ont jugé tous ceux qui, dans leurs infirmités, ont eu le bonheur d'ufer de la Poudre. C'eft ainfi qu'en jugeront infailliblement toutes les perfonnes défintéreffées qui, n'ayant jamais fait ufage de ce remède, voudront prendre la peine de lire le Traité de M. Ailhaud & les Lettres de guérifons qui l'accompagnent. Sous l'impreſſion d'un ſyſtème bien raiſonné, & de tant de témoignages reſpectables qui lui ſervent d'appui, ſeroit-il poſſible qu'une perſonne éclairée fût d'un avis contraire ?

Cependant, il faut l'avouer ; M. Ailhaud n'a pas eu la conſolation de réunir avant ſa mort l'univerſalité des ſuffrages. Parmi ſes confreres ſurtout, il a trouvé des contradicteurs nombreux, des antagoniſtes ardens, & même des ennemis déclarés. Quel zèle dans quelques-uns à décrier la Poudre, le ſyſtème, & l'Auteur ! Imputations odieuſes contre le remède, déclamations ampoulées contre le ſyſtème, ſarcaſmes de toutes les ſortes lancés ſur l'Auteur ; c'eſt ainſi que le bienfaiteur des hommes, & le fruit de ſes travaux étoient accueillis par gens ſéduits, qui prenoient l'intérêt d'une paſſion pour celui de la vérité. Ces contradictions affligeoient M. Ailhaud, mais ne l'étonnoient point. Les ſuccès de ſa Poudre croiſſoient au milieu de ces clameurs injuſtes. Il étoit ſpectateur tranquille des victoires qu'elle rempor-toit tous les jours ſur ſes calomniateurs. A peine une bouche maligne s'ouvroit pour en dire du mal, que la reconnoiſſance & la juſtice en ou-vroit cent, pour en dire tout le bien poſſible. Il eſt même bon d'obſerver à ce ſujet que, mal-gré le grand nombre & la vivacité des adver-ſaires de M. Ailhaud, dans la claſſe des Médecins, il n'a paru de ſon vivant aucune critique rai-ſonnée, ni de ſon ſyſtème, ni de ſon Remède.

Les ennemis de l'un & de l'autre se sont toujours renfermés (sans doute pour de bonnes raisons) dans de frivoles discours, qui, tombant d'eux - mêmes dans le mépris & l'oubli, n'opéroient d'autre effet que celui de faire éclater la modération de M. Ailhaud, la bonté de son remède, la solidité de son système, l'impuissance & la malignité de ses censeurs.

En dédommagement de ces légères amertumes, M. Ailhaud recevoit d'ailleurs les plus grandes satisfactions. Non-seulement il pouvoit compter au nombre de ses approbateurs, tous ceux qui connoissoient son remède par expérience, tous ceux qui vouloient apprécier de bonne - foi les témoignages qu'il citoit en sa faveur; il eut encore le bonheur de parvenir à la plus flatteuse de toutes les approbations : il obtint celle de notre auguste Monarque. Ce grand Roi, par tant de titres, le *Bien-Aimé* de ses peuples, n'a pas cru compromettre sa gloire, en devenant le rémunérateur de M. Ailhaud. A un premier bienfait accordé en 1745, (*i*) sa bonté en joignit un autre bien remarquable en 1753. (*k*) Les motifs de cette grace font trop d'honneur à M. Ailhaud, pour les passer sous silence. « Voulant, (est-il dit » dans le Brevet) *gratifier, & de nouveau reconnoître*

____

(*i*) La charge de Conseiller-Secrétaire.
(*k*) Le don du droit de Prélation, échu au Roi, à cause de l'acquisition de trois Terres, que M. Ailhaud venoit d'acheter.

les

» *les services* que le sieur Jean Ailhaud, notre Con-
» seiller-Secrétaire en la Chancellerie établie près
» notre Parlement de Provence à Aix , *rend au*
» *public par les longues & pénibles recherches* qu'il a
» faites dans la science de la Médecine , qui l'ont
» mis en état de trouver un secret composé uni-
» quement de simples , dont la bonté & l'usage
» sont excellens pour guérir plusieurs maladies ,
» même les plus invétérées ; Nous lui avons fait
» & faisons don par ces présentes, signées de no-
» tre main , du Droit de Prélation, qui Nous est
» dû & échu , &c. » On voit que les graces du
Monarque sont attachées aux *services* que l'on rend
au *public*. C'est un Roi qui ne s'occupe que du
bonheur de ses peuples : mais combien n'est-il pas
glorieux à un de ses sujets , d'avoir pu , *par de*
longues & pénibles recherches , devenir utile à tous
ses Concitoyens , & leur rendre des *services* assez
importans , pour mériter que le Pere des peuples
daigne les *gratifier* & les *reconnoître* par des dons
multipliés ? On conçoit aisément qu'avec des témoignages aussi honorables , M. Ailhaud se con-
soloit sans peine de la critique de ses envieux. Son
nom déja gravé dans tous les cœurs équitables
& reconnoissans , devenoit ineffaçable dans le
souvenir de la postérité , par l'estime & les graces
du premier Monarque du monde. Son ambition
pouvoit-elle n'être pas satisfaite , & ses desirs
comblés ? Mais , sous un Roi si jaloux de connoî-

tre & de récompenfer le vrai mérite, on a toujours de nouvelles gracés à attendre, lorfqu'on fçait
fe rendre toujours utile au public, M. Ailhaud
fils, ayant parfaitement remplacé M. fon pere,
par les foins qu'il fe donne pour la compofition
& la diftribution de fa Poudre, a reçu de la
générofité du Roi trois bienfaits diftingués, dont
nous croyons devoir faire mention ici. Le premier, en 1758, a pour objet l'érection de
la Terre de Caftelet en titre & dignité de Baronie, pour M. Ailhaud fils & pour fes defcen-
dans. Nous remarquons avec fatisfaction que le
motif de cette grace, exprimé dans les Lettres
du Monarque, eft le fecret de M. Ailhaud pere,
qui *a été heureufement tranfmis* à fon fils. Le fecond, en 1769, eft la libre circulation de la Poudre purgative dans tout le Royaume, avec
exemption de tous droits d'entrée & de fortie.
Le troifieme, en 1772, font les Lettres-Patentes,
enregiftrées au Parlement & dans tous les Confeils fupérieurs, par lefquelles le Monarque confirme les différentes graces qu'il a ci-devant accordées au fieur Ailhaud, & lui donne de nouveau *le droit & la faculté de diftribuer, vendre,
& faire débiter, par telles perfonnes de confiance
qu'il voudra choifir ... la Poudre de fa compofition, fans qu'il puiffe être befoin de prendre à
l'avenir pour lui ou fes prépofés, aucune nouvelle
autorifation plus expreffe, ni de fubir nouvel exa-*

men pour quelque cause que ce soit, & sous le prétexte d'aucuns Edits, Déclarations, Lettres-Patentes ou Loix à ce contraires ci-devant établies, ou
qui pourroient l'être par la suite, &c. Le secret
de leur remede est toujours rappelé comme le titre
fondamental de ces glorieuses faveurs ; ensorte
que cet heureux secret est devenu pour MM.
Ailhaud, une source intarissable des graces les
plus flatteuses (l).

Nous croyons, après ces traits si honorables à
la famille de MM. Ailhaud, devoir terminer
cette partie des progrès de la Poudre & du système. Pouvoient-ils être plus beaux & plus ra-
pides ? Nous voyons ce précieux remède, uniquement porté par la renommée de sa vertu,
passer du Midi de la France, jusqu'au Nord de
l'Allemagne, parvenir tout à la fois, en Espagne, en Italie, en Turquie, jusques dans le Nouveau-Monde ; obtenir en France, l'approbation
& la protection du Trône, & remplir tous les
espaces intermédiaires, du bruit de son efficacité,
en répandant par-tout ses opérations bienfaisantes. Est - ce trop dire, que d'assurer avec

____

(l) Voyez à la fin de cet Ouvrage la copie exacte de
l'Arrêt du Conseil & des Lettres-Patentes, expédiés en
1769, ainsi que celles expédiées le 15 Mars 1772. Nous
transcrivons toutes ces pièces, pour justifier ce que nous
avançons, & satisfaire les personnes qui désirent rémon-
ter à la source des faits, & en voir les garants.

M. le Baron de Caſtelet (*m*), que M. ſon Pere *eſt mort comblé de gloire ?* Quel eſt celui de ſes cenſeurs qui ſe flattera ſérieuſement d'en acquérir autant ?

Quoique nous croyons tous les Lecteurs entraînés par la force & la multitude de ces preuves à ſe décider en faveur de M. Ailhaud & de ſa Poudre, nous prions encore qu'on ſuſpende tout jugement. Il manqueroit quelque choſe à l'apologie de ce grand homme, ſi, après l'avoir entendu plaider ſa cauſe, & la ſoutenir par des moyens victorieux, on négligeoit d'écouter ſes contradicteurs. Quoiqu'il ſoit de maxime en juriſprudence qu'on ne peut détruire une preuve poſitive par des preuves négatives, nous croyons pouvoir ſans inconvénient accorder ce paſſe-droit à nos adverſaires, & faire dépendre, s'ils le veulent, le jugement du public de l'examen de leurs raiſons & de leurs preuves. Nous allons les expoſer dans la troiſieme Partie, en inſtruiſant le Lecteur ſur le ſort de la Poudre, depuis la mort de ſon Auteur juſqu'à préſent. Cette partie de notre hiſtoire nous ſemble la plus curieuſe & la plus intéreſſante.

(*m*) Médecine univerſelle, dans l'Avertiſſement.

TROISIEME PARTIE.

Contradictions & Sort de la Poudre, depuis 1756 jusqu'en 1769.

LA pâle mort, qui, selon l'expression d'un Poëte (a), ne respecte ni la chaumiere du pauvre, ni le Palais des Rois, fit sentir ses rigueurs au célèbre Auteur de la Poudre. Armé de son précieux remède, il repoussa long-temps les traits de cette inhumaine ; &, malgré la foiblesse de son tempérament, jointes aux infirmités de sa jeunesse, il parvint contre toute apparence jusqu'à un âge très-avancé (b). Mais enfin la mort victorieuse de celui qui lui avoit arraché tant de victimes, le soumit à son empire, & lui fit payer le tribut dont elle n'exempte personne. Heureux de pouvoir dire en mourant qu'il avoit achevé un ouvrage utile à tous les hommes, & qui dureroit plus que le bronze ! Heureux de pouvoir se flatter qu'il ne mourroit point entierement, & que la meilleure partie de lui-même éviteroit le tombeau !

Cette portion de lui-même qui devoit lui sur-

____

(a) Hor. lib. I, Od. 4.
(b) Il est mort âgé de quatre-vingt-deux ans, en 1756, & il faisoit un usage habituel de sa Poudre.

vivre, c'eft fa Poudre purgative. Il en avoit confié le fecret au fieur *Jean-Gafpard Ailhaud* fon fils aîné, Docteur en Médecine, afin qu'il pût le remplacer dans les fervices qu'il avoit rendus aux hommes. Ce digne fils, héritier des inftructions & des fentimens d'humanité de fon refpectable pere, ne s'occupa qu'à marcher fur fes traces, & à remplir les defirs du public. Il continua à compofer avec le plus grand foin, & avec un égal fuccès, le remède dont fon pere étoit l'Auteur.

Mais deux ans n'étoient pas encore écoulés depuis fa mort, qu'on vit paroître un Ecrit public contre la Poudre d'Ailhaud. On lit dans le Mercure de mois de Mai 1758, & dans le Journal Encyclopédique du mois de Juillet, même année, une Obfervation frappante *fur les effets mortels de cette Poudre ; par M. Thiery, Docteur Régent de la Faculté de Médecine de Paris.* Cette Obfervation fut fuivie, un ans après, d'une Lettre du même Auteur, par forme d'éclairciffement fur la même matiere, & M. Thiery la fit publier dans le Mercure du mois de Mai 1759, & dans le Journal de Médecine du mois d'Août de la même année.

Un fi bel exemple ne pouvoit manquer d'être fuivi. M. *Lorentz, Docteur en Médecine au Neuf-Brifac,* parut fur les rangs en 1761, & fournit au Journalifte de Médecine, une Obfervation contre la Poudre, qui fut inférée tout au long dans le Journal du mois de Mars, même année.

M. *Delamaziere, Médecin Conseiller du Roi, Docteur Régent de la Faculté de Médecine en l'Université de Poitiers*, voulut partager la gloire de ses illustres Confreres; & n'ayant aucun fait à alléguer contre la Poudre d'Ailhaud, il la décrie en passant, & par forme de hors-d'œuvre, dans des *Observations sur l'administration de la saignée & des émétiques*, &c. que le Journaliste de Médecine plaça dans son Journal du mois de Mai 1761.

M. le baron de Castelet, qui avoit laissé les Observations du sieur Thiery sans réponse, crut enfin devoir rompre le silence, & réfuter les Ecrits des sieurs Lorentz & Delamazière. Il adressa ses réponses au Journaliste de Médecine, M. *Vandermonde*, & celui-ci, refusant absolument de les publier, n'accorda, aux instances & aux plaintes de M. le Baron, qu'un *Avis*, dans lequel se déclarant partie contre la Poudre & les écrits qui la justifient, il apporte six raisons du silence qu'il s'impose sur tout ce qui peut favoriser le remède universel. Cet *Avis* du Journaliste, placé en Novembre 1761, est immédiatement suivi d'une *Lettre* de M. Geoffroy, Médecin de Paris, *au sujet de deux personnes empoisonnées par l'usage des Poudres d'Ailhaud*.

Le sieur *Barbeu Dubourg, Docteur Régent de*

la *Faculté de Médecine de Paris*, inféra dans fa Gazette du 31 Mars 1761, un article *pour & contre la Poudre d'Ailhaud*; & fe bornant à l'office de rapporteur, il requit le jugement du public. L'Avocat *pour*, étoit le P. Félix, ancien Prieur des Auguftins réformés de la Place des Victoires, & l'Avocat *contre*, étoit M. *Tiffot*, *Docteur Médecin* de Montpellier, de la Société Royale de Londres, de l'Académie Médico-Phyfique de Bafle, de la Société économique de Berne.

M. le baron de Caftelet répondit à la note infamante du fieur Tiffot, & adreffa fa réponfe au fieur Barbeu Dubourg. Environ quarante perfonnes lui écrivirent encore, même des pays étrangers, pour lui faire part de leur jugement en faveur de la Poudre; mais le prudent Gazetier, qui, felon les apparences, ne s'attendoit pas à ce dénouement, fuivit l'exemple de fon illuftre confrere M. Vandermonde, & fe condamna tout-à-fait au filence.

La mort de M. Vandermonde arrivée dans ces circonftances, fit paffer le Journal de Médecine entre les mains de M. *A. Roux*, *Docteur Régent de la Faculté de Médecine de Paris, Membre de l'Académie Royale des Belles - Lettres, Sciences & Arts de Bordeaux, & de la Société Royale d'Agriculture de la Généralité de Paris.*

Ce nouveau Journalifte publia dans fon Journal de Décembre 1763, une Lettre de M. *Du-*

puy *de la Porcherie*, Médecin de Montpellier, ancien Syndic & Membre du Collége Royal de la Faculté de Médecine de Paris, *sur la mort d'une femme, huit heures après avoir pris une dose de Poudre d'Ailhaud, à la suite d'une fausse couche.* A cette Lettre, insérée tout au long, le Journaliste joignit *une Observation de même espece,* qui lui avoit été communiquée par M. *Roussin, Docteur en Médecine,* & aggrégé au Collége des Médecins de Rennes.

Un Anonyme Italien fit imprimer à Lugano, dans le courant de la même année, une Lettre de vingt-six pages, *in-8°,* contre la Poudre d'Ailhaud & son Auteur. M. le baron de Castelet a fait à cette Lettre une réponse de cinquante-deux pages, *in-12,* imprimée à Carpentras, en 1764.

Le Journaliste de Médecine, toujours constant dans son zèle contre la Poudre, plaça dans son Journal du mois de Juin 1764, *un Extrait de quelques Lettres, concernant les Poudres d'Ailhaud,* sur lesquelles il fait lui-même des réflexions tendantes à décrier la Poudre & ses apologistes, & termine le tout par une nouvelle Lettre *de M. Delamaziere, touchant les Poudres d'Ailhaud,* qu'il transcrit tout au long.

Un fâcheux contre-temps a suspendu la fécondité des plumes anti-Ailhaudistes. Le procès intenté au sieur de la Porcherie, & l'Arrêt du Parlement de Paris, rendu contre lui le 27 Août 1766, a refroidi le zèle des Ecrivains, ennemis de la Poudre, ou celui du Journaliste de Médecine, qui s'étoit rendu leur écho. Son Journal a gardé un profond silence sur cette matière, depuis le mois de Juin 1764. L'unique ouvrage qui ait paru depuis cette époque, est une Brochure imprimée à Moulins, chez la veuve Faure, 1766. L'Auteur est *M. Pinot*, Médecin de Bourbon-Lancy. Par un premier écrit, il fait beaucoup de raisonnemens, & il cite trois Observations contre la Poudre d'Ailhaud. Par un second écrit, il réfute une Lettre favorable à la Poudre, insérée dans le troisieme Recueil de guérisons, publié par M. Ailhaud. Ces deux écrits ont allumé une querelle littéraire assez vive. Il a paru des *Lettres critiques* contre M. Pinot, imprimées à Carpentras en 1767. Nous en rendrons compte plus bas, ainsi que des réponses de cet Ecrivain.

Voilà tous les Auteurs ennemis de la poudre, dont nous avons pu recueillir les ouvrages. C'est en tout, onze Médecins adversaires déclarés de ce remède (c) : l'objet de leurs écrits, recom-

____

(c) MM. Thiery, Lorentz, Delamaziere, Vandermonde, Geoffroy, Tissot, Dupuy de la Porcherie, Roussin, l'Anonyme Italien, Roux, Pinot. On ne parle point ici des nouveaux écrits de M. Lorentz, ni des observations du sieur Houlston, Médecin Anglois, non plus que de celles des sieurs Ayrault, Verdier, Ostend. On a répondu à ces Messieurs, & leurs objections d'ailleurs n'ayant rien de nouveau, ni les faits qu'ils allégent rien de solide, l'Ami des Malades peut & doit être regardé comme la réfutation la plus complette & la plus victorieuse de toutes leurs assertions. Cependant, comme il est nécessaire que le Pu-

mandables fans doute par les qualités perfonnelles de ceux qui les publient, devi nt du plus grand intérêt pour le public, par le rapport effentiel qu'ils ont avec la fanté & la vie des hommes. Si aucune erreur de fait ou de droit ne s'eft gliffée fous la plume de ces refpectables Docteurs, nous n'avons qu'à gémir de ce que la funefte Poudre qu'ils attaquent n'a pas été enfevelie dans le tombeau de fon Auteur; & non-feulement nous foufcrivons avec joie, mais nous folliciterons avec zèle, l'arrêt de fa profcription. Cependant, comme nous avons fous les yeux, outre les écrits de M. le Baron de Caftelet, une foule d'autres écrits favorables à fa Poudre, donnés par des mains éclairées & non fufpectes, que pouvons-nous de mieux pour nous décider fagement, que de pefer dans une même balance, les autorités refpectives qui fe combattent, de faire l'analyfe de leurs raifons, & de laiffer entiérement au jugement du public la décifion de ce procès intéreffant.

ARTICLE PREMIER.

Autorités pour & contre la Poudre.

Nous entendons ici par autorités pour & con-

blic connoiffe à fond tout ce qui concerne le Remède univerfel, afin qu'il puiffe porter à ce fujet un jugement plus prompt & plus fûr, nous exhortons les Lecteurs à parcourir ces Ecrits qu'ils trouveront prefque tous dans le Journal de Médecine, leur refuge ordinaire.

tre la Poudre, la comparaison pure & simple des suffrages qui l'approuvent avec ceux qui la combattent, sans entrer encore dans le mérite des raisons alléguées de part & d'autre. Cette comparaison ne peut point décider le fond de la question : elle doit seulement former un préjugé en faveur de l'opinion qui se trouvera appuyée sur des suffrages d'un plus grand poids. D'une part, ce sont onze Médecins éclairés, que nous reconnoissons de grand cœur pour gens d'honneur & de probité, & que nous supposerons encore, si l'on veut, à raison de leur réputation & des places qu'ils occupent, au dessus de tout soupçon d'intérêt personnel dans cette querelle ; c'est sans doute le seul zèle du bien public qui a dicté tout ce qu'ils ont écrit contre la Poudre.

D'autre part, ce sont près de deux mille personnes de tous les pays du monde, qui donnent les plus grands éloges à la Poudre, & se récrient contre les imputations odieuses par lesquelles on tâche de la noircir. Dans le nombre de ces Apologistes, nous remarquerons trente-deux Médecins, en qui l'on voudra bien supposer le même désintéressement & les mêmes lumieres que dans les Médecins de l'avis contraire ; quatre-vingt-un Chirurgiens, plusieurs personnes qui occupent le premier rang en diverses Cours, dans l'épée, dans la robe. Tous les autres particuliers dont les lettres composent les dix Recueils de M. Ailhaud, n'ont rendu témoignage à la Poudre, que pour satisfaire aux mouvemens de leur reconnoissance, ou remplir un devoir de justice.

M. le baron de Castelet joint à tous ces suffrages, les deux bienfaits accordés par le Roi à M. son Pere, & dont nous avons fait mention ; il y joint ceux dont cet auguste Monarque a daigné le combler lui-même. C'est maintenant au Public à apprécier ces autorités opposées, & à prononcer en faveur de qui doit demeurer le préjugé de ces suffrages comparés & pesés dans la balance de l'équité.

ARTICLE SECOND.

Analyse des raisons pour & contre la Poudre.

Comme les adversaires de la Poudre sont ici les aggresseurs, il est de l'ordre d'exposer d'abord leurs raisons, & de les présenter dans toute leur force. Nous aurions bien desiré pouvoir faire une analyse raisonnée de chaque écrit en particulier, mais le retour des mêmes idées, & la répétition des mêmes raisonnemens auroient répandu sur ce travail une langueur insoutenable. Nous croyons parvenir à notre but, qui est l'instruction du Lecteur, d'une maniere plus sûre & moins ennuyante, en faisant un extrait succinct de tous ces écrits, & nous n'omettrons affurément rien de tout ce qu'ils renferment d'effentiel, dès que nous aurons rapporté tout ce qu'ils avancent contre la Poudre de MM. Ailhaud, contre leur perfonne, & contre leur fyftême fur l'origine des maladies. Ces trois objets vont être la matiere de trois paragraphes, dans lefquels nous entendrons la juftification de MM. Ailhaud, & nous rapporterons tout ce qui peut favorifer leur caufe.

§. I.

Reproches faits à la Poudre d'Ailhaud.

Les principaux reproches qu'on fait communément à la Poudre d'Ailhaud, pour en interdire l'ufage, fe réduifent aux quatre fuivans.

1º La compofition de la Poudre d'Ailhaud eft inconnue ; *& un fage Médecin ne doit point fe fervir d'un remède dont la compofition eft inconnue (d).*

2º Les Médecins qui ont fait l'analyfe de la Poudre, n'y ont trouvé que des élémens dangereux, de vrais cauftiques, des poifons déguifés (e).

3º Les effets violens de la Poudre atteftent fa caufticité. La mort des malades qui en ont pris

____

(d) Anonyme Italien.
(e) Thiéry, Merc. de France, Mai 1759, page 177.

& l'état de leurs entrailles après la mort en font la preuve.

4° Quand même la Poudre n'auroit pas les funestes effets du poison, & qu'elle seroit propre à la guérison de quelques maux, pourroit-on dire qu'elle est un remède universel pour tous les maux & pour tous les tempéramens ? & ce titre pompeux de *remède universel* ne doit-il pas la faire rejetter sur l'étiquette, comme un vrai remède de charlatan ? un remède universel est-il seulement possible ?

Expliquons tous ces reproches, & pour le faire avec plus de précision & de netteté, faisons de chacun un titre séparé.

PREMIER REPROCHE.

La composition de la Poudre est inconnue, & un sage Médecin ne doit point se servir d'un remède dont la composition est inconnue.

On convient d'abord de part & d'autre que la composition de la Poudre est inconnue, & MM. Ailhaud ne rougissent pas du mystère qu'ils en font. Nous examinerons plus bas, & nous discuterons les motifs de cette conduite.

Mais un sage Médecin ne doit-il jamais faire usage d'un remède dont la composition est inconnue ? Non, dit l'Anonyme, & il appuie sa réponse sur *la louable coutume* établie par tout, *de choisir certaines personnes habiles dans la Médecine, pour veiller sur les lieux où se composent*

les médicamens, & fur *tant de foins* que la refpectable Faculté apporte pour *connoître la fraude
où peuvent tomber les Apothicaires* , qui, par
leur état & profeffion, manient toutes les drogues. *Comment, après cela*, dit-il, *un Médecin
éclairé pourra-t-il fouffrir de fang froid l'ufage
d'un remède dont la compofition lui eft non-feulement inconnue, mais qui, par mille autres circonftances, décèle une tromperie manifefte?*

Il fuit de ce raifonnement, que les remèdes
les plus fûrs de la Médecine font ceux qui fe
compofent fous les yeux de ces *perfonnes habiles* dans l'Art, qui veillent au nom de la refpectable Faculté *pour connoître* (& apparemment auffi pour empêcher) la fraude où peuvent tomber les Apothicaires. Bien loin de combattre cette affertion, nous l'adoptons en entier,
& enchériffant fur la délicateffe de l'Anonyme,
nous ajoutons que, dans certains remèdes fur-
tout, dont la perfection peut dépendre de la connoiffance & du mélange exact des fimples, les
yeux d'un Médecin fçavant & attentif font plus
néceffaires que jamais, & ne peuvent fans danger, être fuppléés par ceux d'un Apothicaire
qui ne feroit que médiocrement inftruit de fa
profeffion.

Mais cela fuppofé, quel jugement doit-
on porter de la Poudre? Oublieroit-on que
MM. Ailhaud font Docteurs en Médecine, &
Membres de la *refpectable Faculté?* Et dès qu'il

eſt conſtant qu'il ſont décorés de ce titre honorable , & qu'ils préſident eux-mêmes à la
compoſition de leur Poudre , pourquoi les vœux
de l'Anonyme ne ſont-ils pas ſatisfaits ? La Médecine a-t-elle , pour connoître , approuver &
ordonner ſes remèdes , d'autres yeux que les
yeux de ceux qu'elle reçoit dans ſon ſein ? Et
tous ces ſoins pour conſtater la bonté vraie ou
préſumée de ces remèdes , & leur exacte compoſition , ne ſe réduiſent-ils pas à faire enſorte
qu'ils ſoient autoriſés par le ſuffrage de quelqu'un
de ſes enfans ? Que reſte-t-il donc à deſirer ,
pour faire en Médecine un uſage légal de la
Poudre ? Toutes les règles que preſcrit l'Anonyme ne ſont-elles pas ſcrupuleuſement obſervées ? Un Docteur en fait la découverte , & la juge ſalutaire. Ce même Docteur , & après lui
ſon fils auſſi Docteur , veillent ſur ſa compoſition , & portent à ce genre de travail non-
ſeulement les lumieres de leur profeſſion , mais
encore celles que donne l'intérêt d'une réputation déja établie; celle que donne le zèle réel
du bien public ; celle encore , ſi l'on veut , que
donne l'intérêt pécuniaire: peut-on avoir ſur les
vertus & la préparation d'un remède , quel qu'il
ſoit , des garans plus aſſurés que ceux qui ſe ré-
uniſſent ici pour la Poudre ?

Je m'adreſſe à l'Anonyme lui-même , & j'interroge ſa conſcience. Malgré *La louable coutume*

introduite par les soins de la Faculté pour la préparation des remèdes , coutume dont l'Anonyme est si bien instruit , pourroit-il bien nous assurer que la composition des remèdes qu'il ordonne à ses malades , est toujours faite selon les régles qu'il prescrit ? La connoissance qu'il a *des fraudes où peuvent tomber les Apothicaires* , & des abus qui peuvent se commettre en cette partie , l'engage-t-elle à faire tout préparer sous ses yeux , & à examiner avec soin si les drogues qu'on emploie ne sont point usées , gâtées ? si la ressemblance des drogues ne fait pas prendre l'une pour l'autre ? si les doses ne sont pas trop fortes ou trop foibles ? si le mélange est fait avec la précision nécessaire , &c ? Nous ne pensons pas que ni l'Anonyme , ni aucun de ses confreres aient le front de répondre que telle est leur pratique constante , & qu'ils ne s'en éloignent jamais : tout le monde sçait bien le contraire. Eh bien ! voyez l'inconséquence & l'injustice de l'Anonyme , il est sans inquiétude , quand il confie la préparation d'un remède qu'il ordonne , à des mains capables de *fraude* , de mal-adresse , &c. & quand on lui propose un purgatif préparé sous les yeux d'un Docteur en Médecine , d'un confrere qui le garantit , rien n'égale ses alarmes , il n'ose l'employer : il fait plus , il le décrie , & soutient que *tout sage Médecin ne doit point s'en servir* , parce que *la composition lui en est in-*

connue. Ah! Monſieur l'Anonyme, *pondus & pondus* (f).

Et comment veut-on que M. Ailhaud ſe dé-termine jamais à rendre publique la compoſition de ſa poudre? M. Dupuy de la Porcherie pu-blie d'avance qu'on la tiendra dans la boutique des Apothicaires, d'où elle ne pourra ſortir que par l'ordonnance des Médecins..... qu'on ne la preſcrira que dans certains cas.....ou plutôt *qu'on la ſupprimera tout-à-fait.* Cette annonce eſt-elle bien engageante pour arracher à un Au-teur le ſecret d'une découverte qu'il croit utile à tout le genre humain? La perſpective du ſort qu'on prépare au fruit de ſes travaux, en le mu-tilant, en l'enſeveliſſant ſous des lois rigoureu-ſes, dans les boutiques des Apothicaires, peut-elle flatter aſſez M. le Baron de Caſtelet, pour le réſoudre à faire le ſacrifice qu'on lui demande? Et quand même la Faculté, moins auſtère que M. Dupuy de la Porcherie, promettroit toute faveur, & toute liberté à la Poudre, M. le Ba-ron de Caſtelet ne voit-il pas que, dès le mo-ment qu'il auroit donné le ſecret de ſa compoſi-tion, elle ſeroit livrée par-là même à tous les Apothicaires ſçavans & ignorans? Une foule de mains peu ſûres, qui, par *fraude*, par mal-adreſſe, ou autrement, la défigureroient infailli-blement, & priveroient le public du fruit qu'il

---

(f) Prov. 20, 10.

peut en retirer, lorsqu'elle est bien préparée ? On sçait assez ce qu'il en a coûté à plusieurs malades, pour s'être imprudemment confiés à certains distributeurs clandestins de ladite Poudre, & quels ressorts odieux le prétendu zèle de ses adversaires n'a pas eu horreur de mettre en œuvre pour la décrier. Que M. le Baron de Castelet conserve donc son secret, & préside par lui-même à la composition de sa Poudre : sa probité, son expérience, ses lumières répondent de la perfection du remède. Quant on sera sûr qu'il vient de lui, on n'aura point à craindre les omissions, les équivoques, les négligences dans la composition. L'interêt pressant de son honneur l'engage à y donner toujours la plus scrupuleuse attention. La réputation qu'il a justement acquise dans tout l'univers, ne pourra se soutenir que par la bonté persévérante de son remède.

Mais l'Anonyme ajoute que *depuis que la médecine existe*, il n'y a aucun remède dont l'usage se soit introduit *sans en connoître les ingrédiens & leur dose*. Que la prévention fait tomber dans de grandes bévues ! nous invitons seulement l'Anonyme à ouvrir le dernier écrit du sieur Thiery contre la Poudre (*g*), il y trouvera le nom d'une foule de remèdes donr l'usage étoit introduit & commun dans la médecine avant qu'on en connût les ingrédiens. *Le quinquina,*

____

(*g*) Mercure de France, Mai 1759.

l'ipécacuanha, l'eau de Rabel, le kermès minéral, la panacée mercurielle, les gouttes du général Lamotte, &c. Personne n'ignore que le fameux Bremond ordonna le quinquina à Louis le Grand, avant que ce Monarque généreux eût acheté à grand prix, du Chevalier Talbot, le secret de ce remède qu'il communiqua au public. Il en est ainsi des autres dont nous sommes redevables à nos Rois : la Médecine les a reconnus & éprouvés pour bons, avant qu'elle eût connoissance de leurs ingrédiens. A la vue des heureuses expériences qu'on en faisoit, nos Rois ont acheté le secret de ces remèdes, pour en faire présent à l'humanité entière ; d'où il suit, contre l'Anonyme, que, *depuis que la médecine existe, il y a bien des remèdes dont l'usage s'est introduit, sans en connoître les ingrédiens & la dose.* Et ne voyonsnous pas à présent même, les fameuses pillules de Beloste, & le baume de vie du sieur le Liévre, en grande recommandation dans la Médecine, quoiqu'on n'en connoisse point les ingrédiens ? n'a-t-on pas même institué à Paris un hôpital expressément destiné à l'application des dragées antivénériennes du sieur Keyser, dont on ignore la composition ? pourquoi donc la Poudre d'Ailhaud seroit-elle réprouvée, par cela seul, que sa composition est inconnue ? Pourvu qu'on la connoisse, comme on connoissoit le quinquina, l'ipécacuanha, l'eau de Rabel, &c. c'est-à-dire, par ses bons effets, que faut-il de plus, non-feulement pour en tolérer, mais pour en prefcrire l'ufage en médecine? faut-il encore *l'affujettir à un rigoureux examen des Docteurs les plus confommés*, comme veut l'Anonyme, & la munir *du fceau de leur approbation?* je le veux bien; car je fuis accommodant, fur-tout quand il eft queftion de l'intérêt public. Mais je demande à l'Anonyme & au public fur quoi doit porter ce rigoureux examen des Docteurs les plus confommés, & le fceau de leur approbation, pour raffurer fur la vertu de la poudre, & lui fervir comme de paffe-port en médecine? eft-ce la décompofition de ce remède qui doit être la matiere de cet examen? eft-ce fur l'étiquette des ingrédiens qui y entrent, que doit être imprimé le fceau de l'approbation qu'on exige? non, dit l'Anonyme lui-même, c'eft par une heureufe expérience que tout doit fe décider. *Qu'il foit muni*, dit-il, *du fceau de leur approbation*, par une heureufe expérience. Eh bien! MM. les Docteurs, contentez-vous, la Poudre d'Ailhaud eft entre vos mains, auffi-bien que la caffe, la manne & la rhubarbe. Vous pouvez exercer fur fes effets toute la rigueur de vos examens, & fi, après l'avoir éprouvée, fa vertu vous paroît équivoque, refufez-lui le fceau de votre approbation, à la bonne heure. Mais prenez garde que depuis plus de foixante ans, le monde entier connoît la Poudre d'Ailhaud *par expérience;* que *l'heureux* fuccès de cette expérience lui a déjà mérité le *sceau* public de l'approbation de trente-deux de vos confreres, & de quatre-vingt-un Chirurgiens ; que le se-cret de sa composition n'a point été un obs-tacle ni à sa vertu, ni aux suffrages sans nom-bre dont elle se trouve munie. Prenez garde enfin, que rien n'est si puérile & si digne du mépris public, que d'entendre dire à de gra-ves Docteurs, à des Docteurs consommés, *qu'un sage Médecin ne doit point employer un remède dont la composition est inconnue,* lorsque d'autre part, *une heureuse expérience* lui en démontre l'efficacité.

S E C O N D   R E P R O C H E.

Les Médecins qui ont fait l'analyse de la Poudre, n'y ont trouvé que des élémens dangereux, de vrais caustiques, des poisons déguisés.

Que de tourmens se sont donnés les Méde-cins ennemis de la Poudre, pour parvenir à en connoître la composition? Que de laborieuses analyses! mais quel en a été le fruit? Nous n'o-sons le dire, qu'après avoir rapporté ce que ces Messieurs ont bien voulu nous en apprendre.

M. Thiery, dans son observation du mois de Mai 1758, nous assure que la poudre *est prin-cipalement résineuse,* & qu'il y a eu *en différens temps, quelque variété dans cette Poudre.* Tantôt c'étoit *un mélange de jalap, de scammonée, & de racine de squine.* Quelques années après, M. Rouelle, dont l'habilité, en fait d'analyses, est si connue, *trouva . . . . . que cette Poudre n'étoit autre chose que l'électuaire diacarthame . . . . à laquelle on avoit ajouté une grande quantité de sucre pour la masquer.* Dans le moment, où M. Thiery écrivoit, la poudre lui *paroît être un mélange de jalap, de scammonée, & de quelque tithymale, le tout torrefié, tant pour diminuer la virulence de ces drogues, que pour les déguiser.* Néanmoins la saison étant trop avancée (dans le mois de Mai,) pour se procurer des plantes propres à faire des essais décisifs, il n'ose prononcer absolument : seulement il lui *paroît*; mais il nous flatte que *de nouveaux essais, dès que la saison fournira des plantes fraîches, détermineront plus particuliérement les substances qui entrent dans cette Poudre dangereuse.*

On s'attend sans doute à trouver le résultat indubitable de ces nouveaux essais, dans les éclaircissemens que le sieur Thiery publia au mois d'Août 1759, & après un engagement aussi précis, il semble qu'on a bien droit de s'y attendre. Cependant, pour des raisons qu'il ne nous appartient pas d'approfondir, M. Thiery n'en dit pas un mot. Il se contente de rapporter en note, au bas de la page, une recette de la Poudre d'Ailhaud, qu'on lui a envoyée de Province, *où l'on trouve la lauréole, la diagrède, la gomme-*

gutte,

*gutte, l'aloës, & la manne desséchée à l'étuve,
avec l'absynthe, la véronique, la verveine, la menthe & la pervenche.* M. Thiery n'adopte ni ne
rejette cette recette si différente de celle qu'il
avoit donnée l'année d'auparavant, mais il
suppose toujours que la Poudre est composée
de *plantes caustiques . . . masquées, mais non corri-
gées ;* il ajoute conséquemment que c'est un *reméde dangereux, qui, selon les différentes circonstances produira les effets d'un poison plus ou
moins actif.* Voila quel est invariablement le jugement qu'il en porte. C'est son dernier mot.

M. Geoffroy, Médecin de Paris, attribue sans
détour à la Poudre, *l'activité d'un poison,* &
assure que c'est un venin *d'une espéce d'autant
plus dangereuse, que les résines s'attachant & se
collant aux parois de l'estomac & des intestins,
ne peuvent être chassées de ces cavités, où elles
opè ent leur effet sourdement ; ensorte que les plus
grands accidens ne paroissent, qu'au moment où
la gangrène commence à se former* (h).

M. Dupuy de la Porcherie Médecin à la Rochelle, plus humain en apparence, ne voit point
dans la Poudre, *les caractères du poison* (i). Il
conclut que *les drogues qu'on croit entrer dans
la composition de la Poudre d'Ailhaud, ne sont
pas des poisons par elles-mêmes . . . & que si elles*

____

(h) Journal de Médecine, Tom. 15, pag. 464.
(i) Journal de Méd. Tom. 19, pag. 531 & suiv.

le deviennent, ce ne peut être que par accident &
relativement, c'est-à-dire, suivant la maniere de
les préparer & de les appliquer. Cependant, pour
obvier à l'abus que l'on en fait, il veut qu'on la
tienne dans les boutiques des Apothicaires, & qu'elle
ne puisse en sortir que par l'ordonnance des Médecins. Il espere dabord que ceux-ci retranche-
roient de sa composition tout ce qui pourroit nuire,
ou bien mieux, qu'ils la supprimeroient tout-à-
fait. Il s'adresse ensuite aux Magistrats, & sol-
licite de leurs lumieres & de leur équité, un
frein à la distribution de cette Poudre, même sa
proscription. On voit par-là que, malgré sa modération apparente, M. Dupuy donne une idée
aussi sinistre de la Poudre, que ceux qui l'appellent rondement un poison.

M. Roux, dans le Tome 20 de son Journal de
Médecine, pag. 538, lui donne tout uniment ce
nom; & à la page 540, il l'appelle un purgatif
drastique. M. Tissot, un purgatif âcre, dont le
souvenir ne s'éteindra que quand toutes ses victimes auront fini. L'Anonyme déja cité, dit que
c'est un purgatif très-violent, composé des remèdes
les plus âcres & les plus piquans; & peut-être,
diroit-on vrai, ajoute-t-il, si on disoit que c'est
un ramas de magister, de jalap, de gomme-gutte,
d'extrait d'esula, de scammonée, de graciola &
autres semblables. M. Rouch, Apothicaire de Li-
moux, prétend que la Poudre d'Ailhaud n'est
autre chose, que la tithymale séchée & mise en

poudre ;... qu'un grand nombre de personnes ayant péri par l'usage d'un purgatif si violent, M. Ail-haud prit le parti de le tempérer en exposant *la tithymale pulvérisée à un petit feu qui lui donne la couleur brune, & en y mêlant un tiers du meilleur chocolat* (k).

De cette variété d'opinions & de conjectures, M. Dupuy de la Porcherie conclut, *qu'il n'est pas aussi possible que le vulgaire se l'imagine, de sçavoir au vrai par l'analyse, quelles peuvent être les drogues qui entrent dans la composition de quelque poudre que ce soit, si elle est un composé de végétaux, & il ajoute que l'on acquiert tout au plus des soupçons qui sont bien peu satisfaisans pour des esprits solides.*

Il n'en faut pas plus, ce semble, pour effacer toutes ces noires couleurs que des mains enne-mies ont voulu répandre sur la Poudre. L'énu-mération des *substances caustiques* qui la compo-sent, n'est fondée que sur des *soupçons*, & la variété de ces énumérations en est une belle preuve. Ce sont des Sçavans qui ne veulent pas rester courts, & qui, après avoir vainement tenté de parvenir à la connoissance certaine des ingrédiens de cette Poudre, se vengent sur elle de la résistance qu'elle oppose à leurs analyses. Impatiens de ne pouvoir lui arracher le masque qui la leur dérobe, ils lui disent des injures, ils

______

(k) Mercure de France, Octobre 1758, pag. 180.

l'appellent un *poison*. Elle pourroit bien le devenir, fi jamais elle contractoit quelque chofe de
la malignité de fes Cenfeurs.

Mais quand même toutes les *fubftances* qui
entrent dans la compofition de la Poudre , feroient des *fubftances minérales corrofives* ; (ce que
M. Thiery n'a pas ofé dire,) quand même ce
ne feroit qu'un mélange de fublimé-corrofif, de
vert-de-gris, de la belladona, de la ciguë, de
l'aconit, de la jufquiame, &c. tous poifons avérés , les adverfaires de la Poudre feroient-ils pour
cela fondés à la décrier, à la profcrire ? Il y auroit bien de l'inconféquence de leur part. Car
cet *illuftre M. Tiffot*, dont M. Delamaziere a la
modeftie de copier les oracles contre la Poudre (*l*), regarde comme *démontré* que les pillules de ciguë doivent être mifes *dans le petit
nombre des plus grands remèdes de la Médecine, &
malgré l'averfion naturelle* qu'il a pour les remèdes tirés *du genre des poifons*, il eft *pleinement
perfuadé, que l'extrait de ciguë, préparé comme
l'indique M. Storck, eft un remède toujours* innocent, *fpécifique dans plufieurs cas, qu'aucun autre ne peut remplacer, qu'on doit ordonner avec
la plus entiere confiance, & dont il feroit très-fâcheux qu'on négligeât l'ufage* (*m*). · Peut-on rien

____

(*l*) Journal de Médecine, Tom. 10, pag. 543.
(*m*) Avis au Peuple fur fa fanté, Tom. 2, à la Table
des remèdes, dans la longue note du N° 57, vers la fin.
Edition de Paris, 1765.

ajouter à cet éloge que M. Tiffot fait de l'extrait d'un poifon ?

D'autre part, M. Dupuy de la Porcherie, dans fa belle Lettre *fur la Poudre d'Ailhaud*, nous apprend que le fublimé-corrofif a été d'un très grand *fecours dans les armées, pour guérir du mal-vénérien, lorfque des Médecins éclairés, fages & prudens en ont dirigé l'application fuivant la méthode de l'illuftre baron Van-Swieten.* Il croit qu'on en peut *dire autant du vert-de-gris, dont l'ufage en Médecine eft paffé de la Chine en Europe*, affurant que les Chinois *le prennent intérieurement* pour guérir certaines maladies. Il obferve *que la belladona, la ciguë, l'aconit, la Jufquiame, la pomme épineufe, & le napel, préparés & appliqués fuivant la méthode de MM. Storck, Lambergen, & autres Médecins diftingués autant par leur fcience, que par leur amour pour le bien public*, il obferve, dis-je, *que ces diverfes fubftances réputées, il n'y a pas long-tems, pour des poifons, opèrent des guérifons pour lefquelles on avoit employé inutilement tous autres fecours de l'Art.* Et de peur qu'on n'en doute, il prend pour garant le Journal de Médecine, dont il indique en note, dix-fept endroits différens. Il *dit plus*, & il ofe affurer qu'à force de recherches, l'on parviendra à enrichir nos Pharmacopées de quelques préparations de l'arfenic, pour prendre à l'intérieur (*n*).

____

(*n*) Journal de Médecine, Tom. 19, pag. 511, & fuiv.

Après de pareils faits qu'on publie avec confiance, dans le Journal de Médecine, comment les mêmes bouches qui les garantissent, osent-elles s'ouvrir pour effrayer le public sur l'usage de la Poudre d'Ailhaud, sous prétexte qu'elle est composée de plantes caustiques, de substances corrosives, &c. Je le veux bien pour un moment ; mais dès que la ciguë entre les mains de M. Storck, a pu devenir un reméde *toujours innocent*, & spécifique dans plusieurs cas : dès que le sublimé-corrosif préparé par Van-Swieten, a pu être d'un grand *secours* dans les maladies vénériennes : dès que le vert-de-gris, *pris intérieurement* par les Chinois pour les guerir *des vapeurs, de l'épilepsie, de la folie* : dès que *diverses* autres *substances, réputées il n'y a pas long temps pour des poisons, opérent des guérisons pour lesquelles on avoit employé inutilement tous les autres secours de l'Art* : dès qu'enfin l'arsenic peut *enrichir* un jour *nos Pharmacopées*, & devenir un reméde bon *à prendre à l'intérieur* : pourquoi *les plantes caustiques* qu'on a soupçonnées dans la Poudre, beaucoup moins dangereuses par leur nature, que toutes les substances corrosives dont nous venons de parler, ne pourroient-elles pas être devenues entre les mains de M. Ailhaud, *un reméde toujours innocent, spécifique dans plusieurs cas, qu'aucun autre ne peut remplacer, qu'on doit ordonner avec la plus grande confiance, & dont il seroit très-fâcheux qu'on négligeât l'usage ?*

Et n'est-il pas bien étonnant que les mêmes Médecins qui viennent nous prêcher la ciguë, le sublimé-corrosif, le vert-de-gris & l'arsenic, entreprennent de décrier la Poudre, en affichant sur elle le vernis de poison ? Quand on se rappelle sur-tout, qu'ils n'ont sur la composition de la Poudre, *tout au plus*, de leur aveu, que *des soupçons qui sont bien peu satisfaisans pour des esprits solides ;* comment peut-on concevoir que des gens qui se respectent eux-mêmes, & qui prétendent à la confiance du public, aient pu se résoudre à élever sur un fondement si ruineux cet édifice d'accusations, de déclamations, & d'invectives, plus propre à servir de monument de leur inconséquence & de leur injustice, qu'à ternir la réputation du remède qu'ils attaquent (o) ? Il ne leur reste qu'une ressource, & pour leur honneur, nous souhaitons qu'ils en profitent, c'est de dire qu'ils abandonnent tous les griefs qu'ils tiroient contre la Poudre, des prétendues analyses qui en ont été faites ; d'avouer ingénuement qu'ils ignorent les vrais ingrédiens

---

(o) Si l'on mettoit en question, à qui l'on doit se fier de deux classes de Médecins, dont l'une promet à la société, l'heureuse découverte de l'arsenic en remède ; & l'autre, une Poudre uniquement composée de simples, déja approuvée par un million de bons effets, y a-t-il un homme sensé, qui osât abandonder la Poudre pour courir après l'arsenic? On est surpris avec raison, de trouver l'annonce d'un pareil remède, dans un écrit destiné à décrier la Poudre comme un poison.

de ce remède, & que s'ils lui font encore des reproches, ce n'eft plus fur fa compofition qu'ils fe fondent, mais fur fes effets pernicieux. Alors l'accufation paroîtra férieufe, & digne de l'attention du public. On écoutera le détail des mauvais effets qu'ils attribuent à la Poudre d'Ailhaud, & fi ces effets bien conftatés font *cauftiques & violens*, comme l'affure M. Vandermonde (*p*), on applaudira au zèle qui les anime contre ce remède ; on leur fçaura gré de leurs obfervations; l'eftime du public, & le difcrédit de la Poudre, en feront la récompenfe. Nous allons donc examiner ce nouveau plan d'accufations dans le reproche fuivant.

TROISIEME REPROCHE.

Les effets violens de la Poudre atteftent fa caufti-cité. La mort des Malades qui en ont pris, & l'état de leurs entrailles après la mort, en font la preuve.

C'eft une chofe bien étrange que les adverfaires de la Poudre ne puiffent appuyer leurs imputations contre ce remède , que fur le témoignage des morts qui en ont ufé ! N'échappe-t-il donc perfonne à l'action de ce dangereux poifon, pour qu'on ne puiffe confulter les vivans ? Et tandis qu'il exifte un million de per-

______

(*p*) Journal de Médecine, Tom. 15, pag. 460.

fonnes en état de rendre compte , d'après le fens intime , des propriétés de cette fameufe Poudre, par quelle manie s'adreffe-t-on toujours aux morts, & va-t-on chercher des dépofitions dans l'autre monde ? Veut-on nous rapprocher de ces fiécles de ténèbres , où l'autorité des morts, que la fourberie faifoit parler à fon gré, décidoit de tout ? Veut-on ramener à certains égards, la ridicule & barbare fcience des aruf-pices , pris dans les entrailles humaines (q) ? Qu'on y réfléchiffe , & l'on verra- qu'il n'y a pas fi loin, qu'on le penferoit bien, des obfer-vations dont nous allons rendre compte , aux obfervations fuperftitieufes de la Gentilité.

La premiere obfervation qui ait paru contre la Poudre d'Ailhaud , eft celle de M. Thiery, publiée dans le mois de Mai 1758. Ce Doƈteur-Régent fut appelé auprès de M. Bocanne, prê-tre de la paroiffe de la Magdelaine, fauxbourg Saint-Honoré, à Paris, & ce malade étoit dans un tel état, qu'après avoir examiné la langue, touché le ventre, tâté le pouls, M. Thiery ne *craignit point d'affurer* fur le champ, *qu'il y avoit gangrène dans les principaux vifceres, & que le fieur Bocanne étoit perdu fans reffource.*

M. Thiery ne cache pas qu'avant de pronon-

(q) *Quid miferum, Ænea, laceras ? Jam parce fepulto.* Æneid. *lib.* 3.

Enée , pourquoi déchirez-vous un infortuné ? épargnez au moins un homme enfeveli.

cer cet orac'e, il avoit *déja appris des perfonnes*
de la connoiſſance du ſieur Bocanne, non-ſeule-
ment que ce Prêtre avoit pris *ſon remède ordinaire, (les Poudres d'Ailhaud,)* mais *qu'il en avoit
pris neuf priſes, les quatre à cinq premiers jours*
de ſon indiſpoſition, & *que néanmoins*, après une
telle épreuve, il *avoit continué ſes fonctions pendant toutes les fêtes de Noël.*

Malgré le peu d'eſpérance qu'avoit M. Thiery
de ſauver ſon malade, il eut la charité de ne pas
l'abandonner, & *réfléchiſſant ſur la compoſition
de cette* funeſte *Poudre*, qui lui parut *principalement réſineuſe*, il ordonna des remèdes calmans,
adouciſſans, & cependant le malade empiroit
toujours. Que faire dans cette extrémité ? La
mémoire du ſieur Thiery vint au ſecours du malade & du Médecin. Le ſieur Thiery ſe reſſou-
vint *des ſuccès heureux qu'il avoit ſouvent éprouvés de la térébenthine*, & quoiqu'il eût déja jugé
*qu'il y avoit gangrène dans les principaux viſ-
ceres*, occaſionnée par l'action d'une Poudre
principa'ement réſineuſe, il ne laiſſa pas d'ordonner *un mélange*, où la térébenthine *entroit en aſſez
grande doſe*, & ce mélange *fut pris en très-grande
partie.* Heureuſe inconſéquence ! cette nouvelle
réſine, loin d'augmenter les maux du malade,
parut les ſoulager ſenſiblement, & M. Thiery
fut agréablement ſurpris le lendemain matin,
de trouver *le pouls plein, fort, égal & ſans in-
termittence.* Ravi d'un *changement auſſi favorable,*

& si peu attendu, l'espérance du Médecin renaissoit avec les forces du malade ; *mais trompeuse espérance ! soins superflus !* la scène changea bientôt ; M. Thiery fit faire une saignée du pied, & appliquer *un large emplâtre véficatoire* sur la nuque du col du malade, *à sept heures du soir il n'étoit plus.*

Ce tragique dénouement ralluma le zèle du sieur Thiery contre la Poudre d'Ailhaud ; il l'accusa de ce meurtre, & voulut chercher jusques dans les entrailles du sieur Bocanne, des preuves de cette accusation. Il demanda qu'on lui livrât le cadavre, & M. le Curé de la Magdelaine se prêta sans peine à ses desirs. A l'aide des instrumens du sieur Banniere Chirurgien, M. Thiery s'ouvrit un chemin dans les parties internes de cette infortunée victime ; il promena ses regards à loisir sur le foie, la rate, les reins, les poumons, qu'il trouva *de couleur de poix noire, friables, secs, gonflés,* semblables à différentes masses d'amadou d'un brun foncé ; il parcourut l'estomac, l'épipléon, le duodenum, qui se trouverent aussi *pénétrés de cette singuliere espece de gangrène,* qu'on vient de décrire. Il examina le cœur, & il se trouva *si flasque & si gros* qu'il faillit ne le pas reconnoître. Il pénétra jusques dans le cerveau, où il remarqua *plus de fermeté & de consistance que dans l'état ordinaire ;* enfin, après avoir tout vu, tout considéré, il conclut que *tous ces accidens n'étoient produits que par sympathie & par l'irritation des entrailles excitée par les Poudres d'Ailhaud, qu'il (M. Bocanne) étoit dans l'habitude de prendre.*

Ce jugement de M. Thiery, tout respectable qu'il est par les qualités personnelles de celui qui l'a porté, n'a pas laissé d'éprouver de grandes contradictions. Le Pere Felix, ancien prieur des Augustins de la Place des Victoires, & grand partisan de la Poudre d'Ailhaud, osa le premier s'en déclarer le défenseur & l'apologiste. Ami de M. Bocanne, il sçavoit sur la maladie de ce Prêtre diverses anecdotes qui alloient à la décharge entiere de la Poudre, & M. Thiery fut forcé lui-même d'en convenir.

En effet, le Pere Félix représentoit à M. Thiery, par une lettre du 13 Septembre 1758, que M. Bocanne, loin de garder un régime convenable les jours de purgation, s'étoit comporté de la maniere la plus irréguliere; prenant de mauvais bouillons, mangeant du cervelat, du salé, & qu'il s'étoit mis au Confessionnal pour les Fêtes de Noël, *avec une prise de Poudre dans le corps* (r), qu'il avoit pris *neuf prises de Poudre, dans les quatre ou cinq premiers jours de sa maladie,* &c. M. Thiery ne pût désavouer qu'il étoit instruit de toutes ces *énormes impru-*

____

(r) Traité du R. P. Felix, *sur la certitude du systéme & Poudre purgative de Messire Jean Ailhaud,* pag. 31.

dences de M. Bocanne, & il convint de bonne foi, que ce Prêtre *devoit en mourir, quelqu'autre drogue qu'il eût prise* (s). D'ailleurs le Pere Félix avoit de très - fortes raisons de croire que M. Bocanne s'étoit servi de fausses poudres d'Ailhaud dans sa derniere maladie, & leurs mauvais effets ne prouveroient rien contre la véritable (t).

Enfin le Pere Félix rappeloit d'une maniere bien précise à M. Thiery, que, vers la fin de l'année 1758, *il courut dans Paris une maladie épidémique qui, à l'ouverture des corps, avoit précisément les mêmes caracteres que celle de M. l'Abbé Bocanne* : que MM. les Médecins, loin d'en attribuer les effets *à leurs remèdes, les attribuerent*

____

(s) Ibid. pag. 34.

(t) La maniere dont s'exprime le P. Félix paroît décisive sur cette circonstance importante. — *M. Ailhaud,* » dit-il, prémunit sans cesse le Public contre les *Falsi-* » *ficateurs* de sa Poudre bienfaisante. Actuellement il y » en a trois dans Paris, lesquels inscrits dans les fastes » de la Faculté, la débitent impunément sous son nom : » deux ont voulu me suborner pour leur ètre favorable, » me l'offrant à meilleur marché.... *Je ne doute nul-* » *lement* que l'un des trois, dont la Poudre change, » dit on, le vin le plus rouge, en eau la plus claire, n'ait » séduit le sieur Bocanne mon pénitent, *& qu'il n'ait* » *été suborné, en la lui lâchant à quinze sols* : cet appas » de gain l'a induit en erreur, & lui *a fait abandonner* » *la véritable.* A ce trait de ménage je le reconnois ; *c'est* » *donc cette fausse Poudre* qui a produit les mauvais ef- » fets dont vous rendez compte au public ; vous ne sau- » riez en trop dire de mal. Je les ai suivis ces *Falsifica-* » *teurs,* ils ne font pas fortune, & celle de M. Ailhaud » excite la jalousie. » *Traité du P. Félix, pag. 35.*

à la *maligne influence de l'air*, & dès-lors il paroît assez singulier de mettre sur le compte de
la Poudre d'Ailhaud, par rapport à M. Bocanne, ce que *la maligne influence de l'air* avoit
fait par rapport à tant d'autres malades, qui n'a-
voient fait aucun usage de la Poudre.

C'en étoit assez de toutes ces observations,
pour ruiner celle de M. Thiery, & ce Docteur
parut désavouer lui-même son ouvrage, en assurant le Pere Félix *qu'il n'avoit pas condamné la
Poudre purgative de M. Ailhaud comme dangereuse, nuisible, pernicieuse, encore moins mortelle
par elle-même ; .... que c'étoit un bon remède,
&c.* (u) Assurément c'étoit bien en rabattre, &
il faut que le sieur Thiery fut bien convaincu
lui-même de la foiblesse & de l'erreur de son
Ecrit, pour le contredire d'une maniere si formelle. Aussi le Pere Félix n'en fut pas l'unique
Censeur. M. de Russy, Lieutenant Colonel du
Corps Royal de l'artillerie, se croyant redevable de la vie à la Poudre d'Ailhaud, en prit hautement la défense dans une Lettre du 10 Juillet
1758, qui fut insérée dans le Mercure du mois
d'Octobre suivant. L'on ne peut disconvenir que
cette lettre, écrite avec beaucoup de force &
de délicatesse, ne renferme beaucoup de nouvelles réflexions, capables de détruire les sçavans raisonnemens du sieur Thiery.

(u) Traité du P. Félix, pag. 33 & 34.

Notre ingénieux militaire faifit d'une maniere bien nette, à ce qu'il nous paroît, le vrai point de la queftion, & s'y attache uniquement. Il laiffe dire à M. Thiery tout ce qu'il veut fur l'état des vifcères du fieur Bocanne ; il les fup-pofe avec lui deffechés, friables, calcinés, fi l'on veut ; mais il lui *femble que les conféquences que ce Médecin a tirées des qualités malfaifantes des Poudres, par l'infpection des parties viciées, gangrénées, du cadavre dont on a fait l'ouverture, ne font pas entiérement juftes.* Car, dit-il, fi M. Thiery eût voulu faire attention que nombre de perfonnes qui n'ont jamais ufé de la Pou-dre, *ont péri du même mal, que l'appauvriffement du fang ou fa coagulation peut feule, fans aucun fecours étranger, produire cet effet :* en un mot, que les vifceres peuvent fe gangrener par un vice naturel, il ne fe feroit pas preffé de pro-noncer l'arrêt qui profcrit l'ufage des Poudres.

D'ailleurs, pourfuit M. de Ruffy, M. Thiery n'ignore pas fans doute que ces Poudres, qu'il fuppofe produire des effets fi funeftes, font le remède ordinaire de quantité de gens qui s'en louent, qu'elles ont tiré des portes du trépas. Ces gens-là font-ils donc, ainfi que Mithridate, familiarifés avec le poifon ? mais au moins faut-il convenir que quand ils en ont fait les pre-miers effais, quand elles ont opéré les premiers effets, ils ne l'étoient point encore : quelle caufe favorable les a préfervés d'un cauftique auffi mordant ? comment se peut-il que depuis quinze ans que j'en fais usage, que j'en ai pris plus de trois cents prises.... je ne sois pas entiérement calciné ? c'est un phénomène qui mériteroit bien d'être expliqué.

Au surplus M. de Russy ajoute que M. Bocanne lui ayant écrit dans le mois de Septembre 1756, pour le consulter sur l'usage des Poudres, ce prêtre se plaignoit d'un grand feu dans les intestins, & lui marquoit qu'il paroissoit par intervalles sur la peau, de petites taches noires ou livides. N'étoient-ce point là, indépendamment de la Poudre, les premieres étincelles de ce feu, qui couvant toujours dans les entrailles du sieur Bocanne, les a enfin gangrénées au bout de dix-huit mois ?

Enfin M. de Russy se rappelant les guérisons qu'il a vu opérer sur un nombre infini de personnes attaquées, les unes de maladies aiguës, les autres de chroniques, demande si ces guérisons ne sont que fantastiques ? seroit-ce encore une illusion, ajoute-t-il, que la guérison d'un soldat, dont le bataillon a été témoin, le mois dernier, qui par le moyen de huit prises de ces Poudres, a été guéri, tout en faisant route, d'une pleurésie, point de côté, fluxion de poitrine, & crachement de sang, accompagnés de fiévre ardente ? & il conclut par dire que si M. Ailhaud n'est pas un bon Médecin, il doit être regardé comme un grand magicien.

Il n'en falloit pas tant pour faire tomber fans reffource l'obfervation du fieur Thiery : mais il en coûte toujours à un pere de voir la deftruction de fes enfans, & la tendreffe du fieur Thiery pour fon nouveau-né, le preffa de rompre le filence, quand il vit les coups redoublés qu'on lui portoit. Il reprit la plume avec un nouveau courage, & il vengea fon premier écrit, par un fecond qui fut inféré dans le Journal de Médecine du mois d'Août 1759.

La prudence de l'auteur fut telle, qu'il ne dit pas un feul mot de toutes les imprudences de M. Bocanne, dans l'ufage de la poudre ; encore moins parla-t-il de fes converfations avec le Pere Félix, & des aveux favorables à la poudre que ce religieux lui avoit arrachés. Mais après avoir témoigné combien il étoit fcandalifé de voir un militaire qui s'avife de réfoudre *un problême de médecine*, il fe met en défenfe, & il obferve, 1e que l'efpèce de gangrène dont il a parlé dans fa relation, n'eft pas *un cas ordinaire dans la pratique médecinale* (*x*) ; 2° qu'on ne peut regarder cette altération, que *comme l'effet d'une fiévre peftilentielle précédente, ou d'un redoutable poifon* (*y*) ; 3° que M. Bocanne n'avoit au commencement qu'une fimple fiévre catarrale, *puifqu'il ne régnoit dans Paris, à la fin de 1757,*

______

(*x*) Journal de Médecine, Août 1759, page 169.
(*y*) Ibid. page 169.

& au commencement de 1758, aucune sorte d'épi-
démie ; 4° enfin, que les remèdes employés dans
la maladie de M. Bocanne, furent principalement des adouciſſans & des mucilagineux. De
toutes ces obſervations réunies, M Thiery ſe croit
en droit de conclure que M. Bocanne a été *em-*
poiſonné par les poudres dont il faiſoit uſage depuis
long-tems, & qu'il avoit priſes nommément, dans
le commencement de ſa maladie.

Pour mettre nos Lecteurs en état d'apprécier
cette conſéquence, nous allons faire quelques cour-
tes réflexions ſur les prémiſſes.

1º *La gangrène des viſcères de M. Bocanne,*
n'eſt pas un cas ordinaire dans la Médecine. Tant
mieux : c'eſt un grand préjugé en faveur de la poudre, car il s'en fait une ſi grande conſommation
par-tout, que ſi ce remède produiſoit une eſpèce
de gangrène ſinguliere, on la rencontreroit ſouvent dans la pratique médecinale, & ce ne ſeroit plus un cas rare. Dès que M. Thiery le juge
tel, il ne peut être l'effet de la Poudre d'Ailhaud.

2° *On ne peut regarder cette altération, que*
comme l'effet d'une fièvre peſtilentielle, ou d'un re-
doutable poiſon. Voilà ſans contrédit une opinion bien haſardée, & que M. Thiery auroit
bien de la peine à prouver. Car qui connoit aſſez
le méchaniſme du corps humain, pour prononcer avec aſſurance que cette eſpèce d'altération ne peut provenir que de ces deux cauſes ?....

Et en suppofant cette opinion comme vraie, quel intérêt peut avoir la Poudre d'Ailhaud au défaftre de M. Bocanne, s'il eft vrai que ce prêtre fe foit fervi de fauffes poudres? ou feulement, s'il eft vrai qu'en fe fervant des véritables, il a commis les plus énormes imprudences, foit dans la quantité qu'il en prenoit, foit dans le pernicieux régime qu'il fe prefcrivoit? L'équité permet-elle d'imputer a un remède, les fâcheufes fuites qui réfultent d'une foule de combinaifons qui lui font étrangères?

3º. *M. Bocanne n'avoit au commencement qu'une fimple fiévre catarrale, puifqu'il ne régnoit à Paris, à la fin de 1757 & au commencement de 1758, aucune forte d'épidémie.* Les re'ations ne s'accordent point du tout fur cet article. Le Pere Félix articule d'une maniere pofitive une épidémie dans Paris, que les Médecins attribuoient à *la maligne influence* de l'air, & qui, à l'ouverture des corps, *avoit précifément les mêmes caractères que celle de M. l'Abbé Bocanne.* M. de Ruffy parle de cette épidémie, comme d'un fait inconteftable. Dans cette diverfité de relations, que dit la raifon? Elle veut qu'on admette les faits atteftés par gens d'honneur qui difent qu'ils s'en fouviennent, & qu'on regarde comme un défaut de mémoire, l'omiffion d'une hiftoire qui les contefte. En fuivant cette méthode, l'on conviendra que la fiévre catarrale de M. Bocanne étoit jointe à l'épidémie qui avoit couru dans

Paris, & l'on n'imputera plus à la poudre d'Ailhaud, un effet résultant de l'épidémie, dont la malignité gangréna malheureusement bien d'autres viscères que ceux de M. Bocanne (ζ).

(ζ) Le Journal de Médecine des mois de Janvier & Février 1758, rend un compte très-détaillé de cette épidémie, & de la gangrène qu'elle causoit dans les viscères de ceux qui en étoient attaqués. Voici ce qu'on lit dans le Journal de Janvier, Tom. 8, pag. 84. « Une maladie » moins commune, mais plus funeste que la petite vé- » role, est celle qui *s'est répandue avec tant de ravage,* » dans un des couvens de Religieuses de cette Ville . . . . » on a très-faussement attribué dans quelques papiers pu- » blics, la cause de cette épidémie au vert-de-gris . . . . » on ne doit en accuser que la *mauvaise qualité de l'air,* » *& la disposition plus ou moins grande à la putréfaction* » *& à la gangrène.* Quoi qu'il en soit, cette épidémie » n'étoit, selon toutes les apparences, *qu'une fièvre pu-* » *tride gangréneuse ;* car dans les cadavres qu'on a ou- » verts, on a trouvé les *poumons gangrénés.* »

Le Journal du mois de Février, page 162, n'est pas moins exprès : « Les consultans, (y est-il dit,) étant » convenus que les causes de la maladie étoient obscures » & fort enveloppées, demanderent avant de se séparer, » qu'on ouvrît la premiere personne qui mourroit : Madame » de Soubeyron rendoit l'ame, & l'ouverture en fut accor- » dée aux Médecins, pour le lendemain à huit heures.

» Le lundi matin à huit heures, l'ouverture du corps » de Madame de Soubeyron fut faite ; on se borna à exa- » miner la poitrine, & on trouva l'extrémité du lobe » droit, qui regarde le diaphragme, *noire, gorgée d'un* » *sang qui visoit à la pourriture,* & presque tout le lobe » gauche *aussi noir, gonflé & engorgé, presque adhérent à* » *la partie postérieure de la poitrine, couvert d'une coënne* » *gluante ;* en l'ouvrant avec un scalpel, il en sortit une » sérosité rougeâtre & purulente, semblable à peu près à » celle qu'on tire d'un entrax. » Nous laissons à M. Thiery le soin de concilier sa narration, avec les faits que le Journal de Médecine atteste, & au public le droit de juger si M. Thiery pouvoit avoir ignoré, ou oublié des faits si récens & si remarquables.

4º *Les remèdes employés dans la maladie de M.* *Bocanne furent principalement des adoucissans &* *des mucilagineux.* Cela peut être. Leur insuccès ne doit étonner personne : tous les jours la pratique médicinale fournit de pareils exemples. L'espèce de ces remèdes prouve seulement que le sieur Thiery n'a point influé par leur administration, dans la gangrène des viscères du sieur Bocanne ; personne ne l'en avoit accusé, & cette apologie est superflue : mais je ne vois pas par quelle heureuse souplesse de génie, M. Thiery conclut de cette derniere observation & des précédentes, que *M. Bocanne a été empoisonné par les poudres* *dont il faisoit usage depuis long-tems, & qu'il avoit* *prises nommément dans sa derniere maladie.* En effet, M. Thiery voudroit-il nous persuader que si les viscères d'un mort se trouvent gangrénés, calcinés, il ne faut imputer ce désastre qu'aux remèdes qu'il a pris, & point du tout au caractère & à la malignité de sa maladie ? ce seroit bien mal entendre les intérêts de sa profession, que d'établir de tels principes, & M. Thiery a trop d'esprit pour ne pas en sentir la fausseté & les fâcheuses conséquences. Mais il est évident qu'en rejetant le principe erroné, il faut aussi rejeter la conclusion de M. Thiery contre la poudre d'Ailhaud, & convenir que les rapports de ce remède avec la gangrène des viscères de M. Bocanne, demeurent entiérement à démontrer.

Je ne fuivrai pas cet écrivain dans l'heureufe explication qu'il donne des guérifons furprenantes que M. de Ruffy lui oppofe. Il les compare aux guérifons que le fublimé-corrofif ou le vert-de-gris ne manqueroient pas de procurer à des centaines de malades, fi on en faifoit prendre à des millions d'hommes. Voilà donc la poudre mife au niveaux de deux poifons des plus violens, par ce même M. Thiery qui difoit au P. Félix, *qu'il n'avoit pas condamné la poudre d'Ailhaud, comme dangereufe, nuifible, pernicieufe, encore moins mortelle par elle même...... que c'étoit un bon reméde, &c.* Si ce n'eft pas là fe contredire, j'ignore ce que c'eft que conrradiction. Il eft fâcheux feulement que pour démontrer l'exactitude de cette comparaifon fi bien imaginée, M. Thiery n'ait pas achevé le tableau, en prouvant par de bons témoignages que fur quelques milliers de guérifons opérées par la poudre d'Ailhaud, il eft arrivé quelques millions de morts violentes, caufées par ce poifon? M. Thiery conviendra fans peine que l'exemple unique de M. Bocanne, fût-il auffi concluant qu'il paroît le croire, ne remplit pas le vuide immenfe de plufieurs millions qu'exigeroit l'intégrité de fa comparaifon. Il eft à croire que M. Thiery abandonnera cette fingulière opinion, plutôt que d'en entreprendre la preuve.

Paffons à la feconde obfervation qui eft celle de M. Lorentz, Docteur en Médecine au Neuf-

Brisac. Un Militaire, âgé de cinquante-cinq ans, prend *une dose de poudre d'Ailhaud*, pour se guérir d'une fièvre continue. La poudre opere trop, & lui procure *une superpurgation avec des vomissemens de sang*. Cependant la fiévre cesse, mais elle revient ensuite, & le malade se livre sans réserve aux soins de M. Lorentz. Quelque vaste que soit la sçience de cet habile Docteur, la maladie résiste à toutes ses ordonnances; huit mois se passent dans une succession continuelle des remédes les plus étudiés de la part du Médecin, & des tourmens les plus cruels de la part du malade. Enfin, la mort s'approche pour délivrer cet infortuné Militaire, & le flambeau qui éclaire son agonie, découvre à M. Lorentz la véritable cause du mal qu'il avoit ignorée jusqu'alors; c'est-à-dire, l'existence d'un virus vénérien, qu'il n'étoit plus temps de détruire. Le malade expire; &, quoique M. Lorentz, qui gémit d'avoir été informé si tard de cette cause redoutable de la maladie, doute encore si, *dans les commencemens* qu'il vit le malade *il auroit été à temps de la combattre;* néanmoins après la mort de son malade, ce n'est plus au virus vénérien qu'il attribue tous les symptômes de la maladie, & sa tragique fin; *l'histoire* qu'il nous fait *de la maladie, & l'ouverture du cadavre, lui prouvent que le velouté de l'estomac a été déchiré par l'action trop vive des poudres d'Ailhaud...., & que ce dérange-*

ment d'eſtomac a été l'origine de la fiévre lente & de ſes ſuites. Il avoue eependant que *jamais cette poudre* (priſe huit mois auparavant) *n'eût eu des ſuites auſſi fâcheuſes, ſi elle n'avoit rencontrée des viſcéres viciés de la vérole, & une lymphe épaiſſie & ſéchée par le même virus.* C'eſt donc l'action trop vive de la poudre d'Ailhaud, qui a déchiré le velouté de l'eſtomac, & c'eſt ce dérangement d'eſtomac, occaſionné par la Poudre, qui a été l'origine de la fiévre lente & de ſes ſuite. Voilà les deux accuſations capitales de M. Lorentz contre la Poudre ; il eſt de notre devoir de les diſcuter.

1° *L'action trop vive des Poudres d'Ailhaud a déchiré le velouté de l'eſtomac.* Que M. Lorentz me permette de lui faire à ce ſujet quelques queſtions. Cette redoutable vérole, qui avoit *vicié les viſceres* du malade, *épaiſſi & ſéché ſa lymphe,* n'avoit-elle point travaillé ſur l'eſtomac & concouru avec la Poudre, pour en déchirer le velouté ? Si ce virus n'y a point contribué, comment & pourquoi l'eſtomac étoit-il à l'abri de ce venin, tandis que de l'aveu de M. Lorentz, les autres viſcères ont été *viciés* par ſon action ? Si, au contraire, ce pauvre eſtomac a été déchiré par le malheureux concert de la Poudre, & du virus vénérien, pourquoi n'attribuer ce déſaſtre qu'à la Poudre ? Et comment a-t-il pu ſe faire, qu'à la ſuite de cette action cauſtique de la Poudre & du virus, le malade ait

pu

pu être quelque temps sans fièvre, & survivre huit mois à la cruelle opération de son estomac déchiré? Quelqu'idée que nous ayons des grands talens de M. Lorrentz, nous doutons qu'il puisse nous donner sur ces questions, des réponses satisfaisantes. Et à dire vrai, nous sommes dans un singulier étonnement de voir qu'un Médecin rempli de lumieres, & qui reconnoît dans son malade, un virus vénérien enraciné, une fièvre hectique caractérisée, cherche dans un remède isolé, dont l'effet momentané fut des plus heureux, la source de tous les maux qui conduisirent ce malade au tombeau par un chemin parsemé de tourmens. Pouvons-nous retenir une réflexion qui nous échappe? S'il falloit attribuer le triste état de cet infortuné Militaire aux remèdes qu'il a pris, & non au germe fatal qu'il portoit en lui-même, M. Lorrentz auroit-il dû rendre un compte si détaillé de ceux qu'il a administrés pendant l'espace de huit mois? Un court extrait de la relation qu'il en fait lui-même, a de quoi faire frémir. Nous le plaçons en note au bas de la page (*a*), non

---

(*a*) Les premiers remédes furent des saignées, des minoratifs, des délayans, des apozèmes adoucissans, des calmans somnifères, des anti-émétiques, &c. le tout sans succès.

L'on recourt aux fébrifuges avec précaution ; le quinquina est marié aux pectoraux, aux édulcorans, aux rafraîchissans, *mais le tout en vain.*

M. Lorrentz essaye des stomachiques doux, des toniques

E

pour en faire la critique, ce qui est hors de notre plan, mais pour mettre le lecteur en état

---

incrassans, des bouillons de poulet, d'écrevisse, de plantes
chicoracées & d'amandes.

Ensuite il tente le petit-lait où il fit bouillir les feuilles
de menthe, & d'autres toniques les plus appropriés. *Mal-*
gré ces précautions, la premiere dose que le malade en
prit, fut suivie d'aigreur, de colique, de diarrhée.

M. Lorrentz fit couper le petit-lait avec des infusions
aromatico-stomachiques, y joignant les opiats absorbans ;
ce petit-lait s'aigrit encore.

On en vient aux bouillons de grenouilles, d'escargots,
d'écrevisses, altérés avec les herbes convenables, aux différentes sortes de gélées, aux crêmes & aux consommés :
tous ces remédes n'ont pas le moindre succès pendant
l'espace de deux mois.

Le malade essaye de prendre une cuillerée de lait de
vache écrémé, & chargé d'un peu de poudre d'yeux
d'écrevisse, & de sucre blanc. *A peine l'a-t-il avalé, qu'une*
pesanteur d'estomac, des anxiétés, des quintes de toux le
mettent aux abois.

On revient aux bouillons d'escargots, aux gelées, aux
crêmes, &c. mais *l'estomac ne pouvant plus les supporter,*
on imagine une espece de gelée très-composée. *Au bout*
de quelque temps l'estomac refusa aussi cette gelée, qui lui
pesa comme un glu indissoluble.

Il n'y eut plus moyen de faire passer autre chose qu'un
bouillon fait avec une demi-douzaine d'écrevisses & un
poulet rempli de cresson de fontaine. On y joignit un
sirop fait de sucre de cresson & de menthe de jardin, ré-
cemment exprimé, député & cuit avec du sucre. *Six mois*
se passerent sans le moindre changement en mieux.

On mit le malade à la diète séche pendant cinq jours,
mais il lui *fut impossible de la continuer plus long-temps.*

On eut recours aux eaux de Plombières, *mais la pre-*
miere cuillerée que l'on en donna au malade, produisit un
si mauvais effet, que l'on n'osa pas en risquer une se-
conde.

La boisson qu'on assigna alors au malade, fut une dé-
coction mucilagineuse, incrassante, ensuite une infusion
d'herbes vulnéraires : peu de temps après elle fut faite
avec la racine de sarcepareille, le sassafras, & un nouet

de juger si M. Lorrentz , qui a fait prendre
à ce malade tant de remédes , que lui-même
nous apprend lui avoir été contraires, a bonne
grace de rejetter sur la Poudre tous les accidens que ses propres remèdes causoient au malade , & ceux qui étoient la suite naturelle de
sa maladie.

2° *Ce dérangement d'estomac*, occasionné par
la poudre, *a été l'origine de la fiévre lente & de
ses suites ;* c'est-à-dire, que la Poudre en a été
la cause médiate. Mais par quel charme a-
t-il pu arriver que cette prise de Poudre qui fit
disparoitre la fiévre continue , devint ensuite
l'origine d'une fiévre lente & de ses suites ? chasser

---

de safran de Mars apéritif. On fit des fomentations sur
le bas-ventre , avec trois vessies de porc , remplies de
lait tiède. On frotta l'épigastre avec des huiles aromati-
ques , on se servit de cataplasmes confortatifs , & d'un
écusson stomachique , dont on détaille la composition.
Enfin on mit en usage des frictions avec un quart de
gros d'onguent : *tout ce que l'on a pu obtenir par la
continuation de tant de remédes, c'étoit un faux calme.*

La fiévre destructive alloit toujours son train : elle con-
sumoit le corps de plus en plus , & enfin la nutrition
étant totalement abolie , les veines épuisées & affaissées,
les visceres desséchés & corrompus , il étoit nécessaire que
le patient s'éteignît peu à peu , & mourut le huitieme mois
de sa maladie , dans un marasme hideux.

Que l'on compare cette chaîne inouie de remèdes, avec
une seule prise de Poudre d'Ailhaud ; & si le malade a
dû mourir par l'action des remèdes, quelle imprudence
à M. Lorrentz , d'avoir mis en question d'où étoit parti le
coup mortel ?

la fiévre & la donner font deux chofes difficiles à concilier dans le même fujet. Si par fon premier effet la Poudre a déchiré l'eftomac, comment a-t-elle fait ceffer la fiévre ? & fi la fiévre a pu ceffer, l'eftomac étant déchiré, comment ce dérangement d'eftomac a-t-il été l'origine immédiate d'une fiévre lente & de fes fuites ? il nous femble que la contradiction faute aux yeux.

Si M. Lorrentz fe fût borné à dire que cette prife de Poudre n'avoit point guéri radicalement le malade, puifque la fiévre étoit revenue, la chofe étoit inconteftable, & tout le monde en feroit convenu. C'eft l'hiftoire des meilleurs remèdes de la médecine ; ils n'operent que des guérifons paffageres, lorfqu'on n'en mefure pas l'ufage fur les différentes circonftances de la violence du mal, de fon ancienneté, &c. mais que l'opération unique & indivifible d'un feul & même remède ramene le mal qu'elle combat, & fe joue de l'homme en lui ôtant d'abord ce mal, pour le lui rendre dans quelques jours ; c'eft une inconféquence dont on peut voir des exemples dans des êtres doués de raifon, mais dont des êtres inanimés font phyfiquement incapables.

Mais la Poudre procura une fuperpurgation & un vomiffement de fang ; n'eft-ce pas là une preuve fans réplique de fa caufticité ? non, c'eft

une preuve sans réplique « de l'abondance & de
» la mauvaise qualité des levains véroliques, ou
» autres capables de produire pareils symptô-
» mes, qui ont causé la mort du malade. » Mais
cela ne prouvera jamais qu'un remède dont les
tendres entrailles des enfans attestent la bénignité, ait pu produire par lui-même, dans celles d'un militaire *d'un tempérament robuste*, les
effets violens qu'on lui attribue. Bien plus, nous
croyons *qu'il est très-probable* que ces symptômes « eussent pu être dissipés par la continua-
» tion du remède, qui par une seule dose, ayant
» mis en mouvement le virus vérolique, auroit
» pu, s'il eût été continué, le détruire entiére-
» ment, & rétablir insensiblement la poitrine,
» l'estomac, les intestins & autres parties vi-
» ciées par le séjour du virus fixé par le mer-
» cure (*b*).

L'ordre des faits nous conduit à l'examen de
la lettre de M. Geoffroy, *au sujet des deux personnes empoisonnées par l'usage des poudres d'Ailhaud*. Ce titre tranchant a sans doute de quoi
effrayer les plus zélés partisans de la Poudre, &
nous avons failli laisser tomber la plume de nos
mains, dans la premiere impression qu'a faite
sur nous une accusation aussi grave. Mais, quoique nous n'ayons sur les faits qui lui servent de
preuve aucune autre connoissance que celle

____

(*b*) Réponse de M. le baron de Castelet, pag. 19.

qu'il plaît à M. Geoffroy de nous en donner
dans fa relation, l'on y trouve de quoi relever
le courage, & effacer une partie des traits odieux
que ce Médecin s'eft efforcé de jetter fur le Remède Univerfel.

M. Pilet, *homme d'un tempérament robufte &
bilieux, & qui n'avoit jamais été malade, avoit,*
cependant, *la coutume* (affez fingulière pour un
homme bien portant,) *de fe purger avec les
Poudres d'Ailhaud, & il en prenoit ordinairement des dofes affez fortes.* Le jeudi, 3 Septembre, il fe fentit un peu incommodé, & M. Geoffroy préfume que cette indifpofition étoit une
fièvre double tierce, qui commença à fe régler
dès ce jour là. Le vendredi matin, 4 Septembre, M. Pilet prit une premiere prife de la Poudre d'Ailhaud; *mais, s'imaginant qu'elle ne l'avoit
pas affez purgé, il réitéra les trois jours fuivans, &
chacun de ces jours il alla à une dofe & demie. Dès le
lundi, dernier jour de cet ufage,* (& cinquieme
jour de la fiévre,) *M. Pilet fe fentit très-incom-
modé.* Le lendemain mardi 8 Septembre, on ap-
pella M. Geoffroy fur le foir. Ce Médecin trouva
le malade avec une *fièvre très-violente, la peau
brûlante, la langue féche, une douleur confidérable au creux de l'eftomac, où l'on fentoit un bat-
tement vif de la céliaque, en y portant la main.*
Malgré tout ce que ces fymptômes préfageoient
de fâcheux, une faignée, des boiffons adoucif-
fantes, quelques lavemens opérerent au bout de

trente heures un effet surprenant. Le jeudi matin, le malade se trouva sans fiévre, & la soif
étoit moins considérable. M. Geoffroy, ravi de
ce changement, & persuadé sans doute que,
malgré les quatre fortes doses de la Poudre d'Ailhaud, son malade n'étoit pas encore *assez purgé*,
profita *de ce calme pour aiguiser le petit-lait avec la
casse qui fait faire au malade un nombre considérable d'évacuations, toutes de qualité bilieuse, &
assez bonnes.* Cependant le soir la fiévre reprit
encore plus vivement que la surveille. Le vendredi 11, la fiévre fut continue, & le malade
eut un redoublement encore plus fort que la
veille. Le lendemain matin samedi, les choses
allerent encore plus mal; le pouls étoit petit,
foible, concentré; le malade se plaignoit d'un
feu dévorant au creux de l'estomac, qui lui causoit la plus vive altération. Cet état violent augmenta l'après-midi: le lendemain Dimanche, le
même état continua, & le lundi 14, malgré
tous les remèdes cordiaux, stimulans & autres
que M. Geoffroy, subsidiairement M. Thieuil-
lier le jeune son confrere, mirent en usage, le
malade expira sur le soir, *se plaignant d'un feu
brûlant, & répétant continuellement depuis deux
jours qu'il étoit empoisonné.*

M. Geoffroy, persuadé que les plaintes du
mourant étoient fondées, n'attendit que son dernier soupir, pour demander qu'on lui livrât le

cadavre. Il auroit fort souhaité en faire l'ouverture, pour découvrir dans ses viscères les traces
toutes fraîches du poison dont il s'étoit plaint:
mais la famille de M. Pilet, plongée dans la
douleur, jugea que c'étoit assez pour M. Geoffroy
d'avoir exercé les rigueurs de son Art sur M.
Pilet vivant, elle ne voulut pas le lui livrer mort,
& ce fut inutilemen que M. Geoffroy demanda la
victime. Mais le public n'y a rien perdu, &
ce redoutable poison, qu'il n'a pas été permis
à M. Geoffroy de contempler des yeux du corps,
il l'a très-bien apperçu des yeux de l'esprit, &
M. Pilet vivoit encore, que M. Geoffroy, voyant
empirer la maladie, sçavoit déja que ce changement provenoit des *parties résineuses de la pou-*
dre, qui, comme un poison lent, travailloient sour-
dement dans l'estomac. La mort du malade n'a pas
laissé le moindre doute sur cette vérité; car M.
Geoffroy, qui prit la peine de réfléchir sur cette
composition résineuse de la Poudre, trouva dans
son résultat, qu'elle étoit un venin *d'une espèce*
d'autant plus dangereuse, que les résines s'atta-
chant & se collant aux parois de l'estomac & des
intestins, ne peuvent être chassées de ces cavités,
où elles opérent leur effet sourdement: ensorte que
les plus grands accidens ne paroissent qu'au mo-
ment où la gangrène commence à se former. Et cela
est si vrai, que si l'on avoit permis à M. Geoffroy de porter le fer dans les entrailles de M.

Pilet, ce Docteur est *persuadé* qu'elles *auroient présenté les mêmes phénomènes que les entrailles de* M. Bocanne.

Qui pourroit se refuser maintenant à la conviction de toutes ces preuves ? Et peut-il rester le moindre doute que M. Pilet n'ait été empoisonné, & empoisonné par la Poudre d'Ailhaud ? M. Pilet n'avoit qu'une fièvre double tierce, & il est mort à la fin de son douzieme jour. Ce ne peut être par la violence de la maladie ; car une fièvre double tierce *n'est pas par elle-même une maladie dangereuse.* Ce n'est donc que *l'action du poison* ailhaudien, *qui peut l'avoir rendue si violente, & avoir produit des symptômes si terribles.* Voilà la démonstration complette de M. Geoffroy ; qu'il nous soit permis de l'accompagner de quelques remarques.

1° *Une fièvre double tierce n'est pas, par elle-même, une maladie dangereuse.* C'est apparemment à Paris, & sous les yeux de M. Geoffroy, que les fièvres double tierces sont exemptes de danger. Mais les ravages qu'elles font en province, sur-tout dans la saison de l'automne, ne nous permettent pas d'être de l'avis de M. Geoffroy. Nous ne voyons que trop de malades, qui succombent annuellement sous la violence de ces sortes de fièvres, & ceux qui en réchappent, nous démontrent, par les fâcheux & fréquens retours qu'ils éprouvent, la vérité de cet axiome jusqu'à présent reçu en médecine : *febres autumnales, vel longæ, vel lethales.* Je pourrois citer plusieurs exemples de malades, qui, tous environnés des lumieres de la Faculté, n'ont pas laissé de périr dans l'ardeur d'une fièvre double tierce, que toutes les potions & les apozèmes de l'Art n'ont pu tempérer. Quel miracle seroit-ce donc, si douze accès d'une fièvre semblable avoient conduit M. Pilet au tombeau ?

2° Supposons avec M. Geoffroy que la fièvre double tierce de M. Pilet n'eût rien de dangereux par elle-même ; mais un Docteur aussi accrédité & aussi experimenté que M. Geoffroy, n'a-t-il jamais rencontré en pratique, de ces maladies communes, qui, paroissant peu de chose dans les commencemens, trompent ensuite l'espérance du malade & du Médecin, en se développant par de fâcheux symptômes, qui ne se terminent que par la mort ? N'a-t-il jamais vu quelqu'un de ses malades expirer, malgré tous ses soins, dans les angoisses qui naissent de l'ardeur d'une fièvre violente ? Qu'auroit-il répondu dans ces circonstances, à un malin, qui, faisant usage de ses propres raisonnemens contre lui-même, lui auroit dit : M. le Docteur, vous avez empoisonné ce malade par vos remèdes ; car *une fièvre double tierce, telle que l'avoit d'abord le malade, n'est pas, par elle-même, une maladie dangereuse ; & ce n'est que l'action du poison renfermé dans toutes vos drogues, qui peut l'avoir rendue si violente, & avoir produit des symptômes si terribles.*

M. Geoffroy auroit senti sur le champ toute l'injustice de ce raisonnement, & n'auroit pas manqué de la trouver étrange. Il auroit remarqué, en bon logicien, que l'argument n'est pas en forme ; qu'il est taché de ce vice, que les logiciens appellent *non causa , pro causâ* : que la véritable cause efficiente de la mort du malade, c'étoit la maladie, & nullement les remèdes ; que s'il falloit regarder comme empoisonnés tous les malades qui se plaignent d'un grand feu dans les entrailles, & attribuer aux remèdes qu'ils ont pris, leur mort, lorsqu'elle s'ensuit, on pourroit désormais regarder tous les Médecins, sans exception, comme des empoisonneurs avérés, &c. Rien ne seroit si judicieux & si concluant à notre avis, que cette apologie. Pourquoi M. Geoffroy nous met-il dans la fâcheuse nécessité de l'employer en faveur de la Poudre, & de le réduire à la triste alternative, ou de rétracter l'odieuse épithète de poison qu'il a voulu donner à ce remède, ou d'étendre sans restriction sur tous ses confreres & sur lui-même la note infamante d'empoisonneurs.

Je conclus de ces deux remarques, & de l'histoire de la maladie de M. Pilet, que si M. Geoffroy, appellé auprès de ce malade, avoit ignoré qu'il eut fait usage de la poudre d'Ailhaud, ce Médecin n'auroit vu dans les symptômes de la maladie, & dans sa tragique fin, que les suites naturelles d'un mal violent, capable de produire ,,

par lui-même, la mort, & nullement les effets
siniftres d'un remède, dont M. Geoffroy reconnoît que M. Pilet avoit *coutume* de faire ufage,
fans avoir *jamais été malade*. Si ce remède étoit
un poifon, comme le prétend M. Geoffroy, qui
pourroit concevoir que M. Pilet n'eût jamais été
malade, en le prenant par *coutume*, & *à dofe
affez fortes* ? Puiffe la médecine n'ordonner jamais
que des remèdes pareils !

Il eft inutile de nous arrêter à l'hiftoire de la
feconde perfonne *empoifonnée par les poudres
d'Ailhaud*. un laquais de M. Pilet, que fon maître avoit *prefque forcé* à fe purger avec ce remède, à la fuite de trois prifes, *paroiffoit* à M. Geoffroy, *plus malade que fon maître*. Cependant,
chofe furprenante ! tandis que cet infortuné maître, quoique moins malade que fon laquais, quoique d'un tempérament robufte, quoiqu'environné
de toute la fcience & des attentions infinies de
deux illuftres Médecins, expire accablé par leurs
foins ; fon laquais *plus malade*, apparemment
plus negligé que lui, & en cela, peut-être plus
heureux, revient des portes du tombeau, &
attefte, par fon exiftence, que trois prifes con-
fécutives du poifon ailhaudien, n'operent infailliblement la mort, que lorfque deux Médecins,
au lieu d'un, fe mettent encore de la partie. Nous
ne croyons pas avoir befoin de faire fur cette hiftoire, les frais d'une nouvelle apologie, d'autant mieux que M. Geoffroy paffe rapidement

fur ce fait, & ne femble en parler, que pour remplir les engagemens du titre de fa lettre qui annonçoit *deux perfonnes empoifonnées*. C'eft au public à juger, fi M. Geoffroy a rempli cet engagement avec toute la jufteffe, la folidité & l'impartialité qu'exigeoit l'importance de la matiere, & l'honneur de la profeffion qu'il exerce.

Venons à la célèbre obfervation de M. Dupuy de la Porcherie, Médecin de la Rochelle, *fur la mort d'une femme, huit heures après avoir pris une dofe de poudre d'Ailhaud, à la fuite d'une fauffe couche :* le Journalifte de Médecine, fpectateur & partie dans le combat que cette obfervation a fait naître, parut fe perfuader d'abord, pour fa propre fatisfaction, que *les partifans de la poudre du fieur Ailhaud*, en avoient été férieufement *alarmés* (c). Le dénouement du combat, fi trifte pour le fieur de la Porcherie, aura fans doute rectifié les idées du Journalifte. Nous le fuppofons bien convaincu, que fi l'obfervation de la Rochelle devoit caufer des *alarmes*, c'étoit à fon auteur & à fes partifans, & *non aux partifans de la poudre du fieur Ailhaud*. En effet, cette obfervation a été fi féconde en difgraces de tous les genres, pour le fieur de la Porcherie, & fi humiliante pour ceux qui s'en font déclarés les défenfeurs, que nous défirerions fincèrement leur épargner à tous le détail affligeant des bévues

____

(c) Journal de Médecine, Tom. 20, pag. 534.

du sieur Dupuy , & des fâcheuses suites qu'elles ont eues. Mais l'intégrité de notre discours apologétique ne nous permet pas de passer sous silence des événemens si fameux, & c'est pour nous une indispensable nécessité de mettre nos lecteurs en état de porter un jugement solide sur la matiere que nous traitons.

La Lettre du sieur Dupuy renferme trois Parties. 1° L'histoire de la maladie de Louise Lené , des remèdes qu'elle a faits , & de la mort qui en a été le terme. 2° Le Procès-verbal de l'ouverture de son cadavre , & le jugement des Médecins qui attribuent sa mort à une prise de la Poudre d'Ailhaud. 3° Des réflexions générales sur la Poudre d'Ailhaud (d). Ce n'est pas ici le lieu de discuter les spéculations du sieur Dupuy sur la Poudre , nous en avons déja parlé , & nous en parlerons encore ailleurs , mais en ce moment , nous ne devons nous occuper que de ce qui regarde Louise Lené.

Selon le sieur Dupuy, cette femme , *âgée de vingt-huit ans , très-bien constituée*, le fit appeler le 20 Juillet 1763 , & se plaignit *de tranchées dans le bas-ventre*, ajoutant *que depuis environ deux mois, elle n'avoit pas eu ses régles .... que cependant depuis un jour ou deux , elle s'étoit vue un peu.* Le sieur Dupuy, dont les lumieres sont

____

(d) Cette Lettre est inférée tout au long dans le Journal de Médecine , Tome 19 , depuis la pag. 502 jusqu'à la pag. 518.

uniques en ce genre, fe contenta d'ordonner qu'elle fe tiendroit *à la tifanne ordinaire & aux bouillons* ; « apparemment, dit un célèbre Avocat » du Parlement d'Aix (e), pour la guérir des co-» liques dont elle fe plaignoit, & pour provo-» quer fes menftrues, qui font obligées de céder » à l'efficacité d'un bon bouillon. »

Si nous en croyons notre Médecin, *dans moins de trois jours*, la malade, en fuivant ce régime, *fe remit, à une petite perte en blanc près* : mais ce mieux ne dura pas. Huit jours après, le fieur de la Porcherie fut rappelé. Louife Lené *étoit retombée*, dit-il, *pour avoir lavé la veille ; les tranchées avoient reparu ; elles étoient vives, la perte étoit abondante, & la fage-femme qui étoit venue la voir, reconnut, dit-on, dans ce qui étoit forti, un embryon, dont elle crut diftinguer le fexe.* Le Médecin ordonna fur le champ quelques remédes dont la malade ne fit que *peu ou point d'ufage.* Mais à la vifite du foir le fieur de la Porcherie ordonna *deux faignées du bras, qui furent faites dans l'efpace de deux heures.* L'effet de ces faignées ne fut ni tardif ni équivoque, le lendemain matin 29 Juillet, *ce qui reftoit de la perte, ne teignoit pas même le linge.* Le fieur Dupuy ofa fe féliciter de ce funefte fuccès, & il crut fa malade hors d'affaire. Mais celle-ci fentant fes befoins, n'en jugeoit pas ainfi : elle demanda une

---

(e) Arnulphy confult. pag. 24.

purgation à son Médecin, & le sieur Dupuy, par pure condescendance, lui prescrivit pour le jour suivant, (30 Juillet) trois verres de casse. *Elle fit*, dit le Médecin, *un prodigieux effet*. Il fut regardé comme si décisif, pour l'entiere guérison de cette femme, que ne croyant plus sa présence nécessaire auprès d'elle, le sieur Dupuy se retira.

Mais cette prétendue guérison ne fut pas de longue durée : le 2 Août, c'est-à-dire, trois jours après, Claude Robert, mari de notre infortunée malade, courut *en grande hâte* chez le sieur de la Porcherie, *entre quatre & cinq heures du matin*, & le conjura de venir voir sa femme *qui étoit mourante*. Le Médecin, étonné d'une nouvelle si peu attendue, demande à Robert la cause d'une si prompte & si fâcheuse révolution, & Robert l'assure que sa femme est à l'extrémité, *pour avoir pris*, dans la nuit, *une prise de la Poudre d'Ailhaud*. Le Médecin accourt, & la malade *ne cesse de lui donner des marques de repentir d'avoir pris cette malheureuse Poudre*. Ses douleurs & ses plaintes n'ont aucun intervalle. *Soulagez-moi*, *Monsieur*, dit-elle, *je brûle, je brûle, je brûle, & je me meurs*.

Le sieur Dupuy examine de plus près la pauvre souffrante, & l'interroge sur son état. Il lui trouve *le ventre tendu*, dur & excessivement douloureux : un visage pâle & défait, les yeux éteints, une sueur froide répandue sur tout le corps, les extrémités glacées, point de pouls, un feu dans les entrailles, que la malade difoit *commencer au gofier & fe terminer au fondement ;* en un mot tous les fymptômes d'une perfonne empoifonnée. Le Médecin découragé ordonne un lavement, mais *le fondement* étoit fi refferré *qu'il ne fut pas poffible de le fervir ;* on effaya inutilement de donner divers fecours ; *huit heu-res après,* Louife Lené rendit l'ame.

Cette cataftrophe alluma le zèle du fieur Dupuy, contre la meurtriere Poudre qui l'avoit occafionnée ; il en porta fa plainte à MM. les Officiers de la police, & ceux-ci, pour concourir aux vues & aux opérations patriotiques du fuppliant, *ordonnerent fur fa plainte...... que le corps de la défunte feroit ouvert.* Ils nommerent le plaignant lui-même, pour procéder à cette ouverture du cadavre qu'il pourfuivoit (*f*).

____

(*f*) Nous voudrions bien fçavoir en quélle *qualité* le fieur Dupuy a pu, dans cette occafion, porter une *plainte,* & requérir l'ouverture du cadavre. Il femble que le droit de fe plaindre eft réfervé à ceux qui fouffrent quelque dommage : par exemple, dans le cas préfent, à l'infortuné Robert qui perd fa femme, & à la partie publique, chargée par état de veiller à tout ce qui intéreffe la fociété. Mais fur quel prétexte apparent le fieur Dupuy a-t-il pu motiver une *plainte ?*

Quel droit avoit-il encore de demander qu'on lui livrât le cadavre de la défunte ? fur la réquifition du *miniftere public,* la Cour accorde quelquefois des cadavres, pour fervir à des expériences anatomiques ; mais ce font les cadavres des malfaiteurs que la juftice a condamnés au dernier fupplice ; ou tout au plus des pauvres d'un hôpital, qui ne tiennent à perfonne, & qui, par leur

L'exécution se fit le 3 Août chez le pauvre Robert, & peut-être sous ses yeux. Trois Médecins & un chirurgien percerent les entrailles de sa femme, & arroserent de son sang le pavé de sa maison, que son mari désolé arrosoit en même tems de ses larmes. Les quatre opérateurs parcoururent à loisir tous les visceres de leur victime ; ils ouvrirent *l'abdomen*, & en firent sortir *des sérosités très-sanguinolentes, dont toute la capacité étoit remplie* ; ils observerent *que le bassin étoit tout rempli d'un coagulum de sang noir, qui en remplissoit la capacité* ; & *ils* estimerent *qu'il pouvoit venir d'une ramification de la veine hypogastrique.* Pénétrant ensuite jusqu'à la poitrine, l'œsophage, &c. ils considérerent *l'intérieur du canal, depuis le pharynx jusqu'à l'anus.* Toutes les parties contenues dans cette

---

entrée dans l'hôpital, se sont abandonnés à l'entiere disposition du ministere public. Mais le cadavre d'une personne domiciliée, d'un citoyen qui meurt dans sa maison, n'a jamais été reclamé, ni accordé pour être assujetti à pareilles opérations, sans concours des parens eux-mêmes, à qui il appartient de droit ; & lorsqu'il est question de statuer sur de pareils faits, ce n'est pas certainement à la police ordinaire qu'on doit s'adresser : il est du ressort de la haute police, qui peut seule recevoir les *plaintes & les demandes* légitimes des personnes vraiment intéressées, & y faire droit, si le cas y échéoit.

On trouve dans l'affaire présente, un plaignant sans qualité, un demandeur sans intérêt, un tribunal sans compétence, & une ordonnance qui érige le plaignant lui - même en Juge sur l'objet de sa plainte. Que d'erreurs à la fois, que de bévues, pour parvenir à calomnier la Poudre d'Ailhaud !

cavité, étoient dans *un état assez naturel*. Les observateurs ne trouverent rien d'extraordinaire dans tout *l'intérieur des intestins ;* excepté qu'au duodenum, jusqu'au commencement de l'iléum, *les matieres chyleuses étoient très-teintes de la couleur noire de la Poudre d'Ailhaud.* Cette teinture n'avoit pas cependant vicié le viscere qui la renfermoit ; *le reste même de ce canal étoit sain jusqu'à l'anus.* Mais l'anus *étoit excorié & enflammé dans toute sa circonférence, de l'étendue de cinq à six lignes, tant en dedans qu'en dehors.*

Après avoir fait toutes ces riches découvertes, il s'agissoit d'en tirer parti, & de porter un jugement définitif sur la véritable cause de la mort de Lené. Ses entrailles éparses répandoient une vive lumiere, qui montroit infailliblement aux observateurs la vraie source du malheur arrivé. Nos Médecins sçurent en profiter, & réunissant dans un même foyer tous les rayons qui partoient des sérosités sanguinolentes, du coagulum de sang noir, des matieres chyleuses noircies, de l'anus excorié & enflammé, ils virent au plus grand jour quel étoit le coupable, & se mirent en devoir de le dénoncer & de le flétrir par leur jugement. L'évidence qui brilloit dans ce tribunal étoit si grande, qu'il ne pouvoit y avoir ni partage, ni erreur dans les opinions. En conséquence, MM. les Médecins ayant toujours sous les yeux le *sang* répandu de Louise Lené , ce *coagulum* , cet *anus* , &c. qui leur servoit de boussole, prononcerent unanimement l'oracle suivant :

« Nous ne voyons point de cause plus di-
» recte d'un si tragique événement , si ce n'est
» l'action d'une dose de la Poudre d'Ailhaud,
» qui n'a point été rendue, d'où vraisemblable-
» ment se sont ensuivies les irritations & les vi-
» ves douleurs intérieures , qui ont subsisté dès
» le moment que cette femme l'a eu prise jus-
» qu'à la mort, qui est arrivée environ huit
» heures après , & a donné occasion à la rup-
» ture du vaisseau qui a fourni le sang épanché,
» que nous regardons comme la cause la plus
» plausible d'une mort aussi précipitée. »

Telle fut en dernier ressort la décision de cette auguste assemblée, dans laquelle le sieur Dupuy, soutenu par un zèle infatigable, fit en même tems les fonctions de partie requérante & de juge. Il a cru devoir y joindre encore celle d'historien, & c'est d'après son récit même que nous avons formé le tableau de cet évènement. Pour en donner une juste idée, nous ferons d'abord quelques réflexions sur l'histoire du sieur Dupuy, sans y rien changer. Ensuite nous rétablirons les faits altérées ou omis, & nous y joindrons toujours nos réflexions. Enfin, nous raconterons les suites éclatantes de cette observation , & le dénouement qui les a terminées.

1º Selon le sieur Dupuy, Louise Lené avorta

le 28 Juillet, après de vives tranchées, & une perte abondante. Il se rendit auprès d'elle, &, dès le soir du même jour, il lui ordonna deux saignées du bras, qui furent faites dans l'espace de deux heures. Le lendemain, (29 Juillet) ce qui restoit de la perte, ne teignoit pas même le linge.

Deux choses m'étonnent souverainement dans ce récit. La conduite du Médecin dans le traitement de la maladie, & la surprenante sécurité avec laquelle il rend compte au public de ses procédés.

En effet, former le projet d'arrêter les *lochies* (g) à une femme en couches, sur-tout dans une fausse couche, c'est, selon le grand maître Hypocrate, & selon l'expérience de tous les siécles, la précipiter infailliblement dans une grande maladie, & mettre sa vie dans le plus grand danger, si l'on n'y apporte un prompt remède. *Si non purgetur mulier à purgationibus partûs, morbus magnus ipsam corripiet, & periculum vitæ incurret, nisi citò curetur* (h). Les plus no-

---

(g) *Lochie*, c'est le nom qu'on donne à la perte qui suit ordinairement les couches.

(h) Hypocrate, dans son livre de la Nature de l'Enfant. Voyez aussi Moriceau, Traité des Maladies des Femmes grosses, liv. 3, ch. 10, *de la Suppression des Vidanges*. Et dans le même Traité, liv. 1, chap. dernier, où l'Auteur rapporte la mort de plusieurs femmes, occasionnée par l'entiere suppression des vidanges, après leur accouchement.

vices Praticiens font inftruits de cette vérité, &
il n'eft peut-être aucun Chirurgien de village,
en qui il fe trouve une telle abfence des lumieres
de fon Art, qu'il ignore un point de pratique
quotidienne, connu des moindres fages-femmes.
Telle eft cependant l'inconcevable préoccupation
du fieur de la Porcherie ; il ordonne, de la meilleure foi du monde, un remède mortel pour
un remède curatif, & il ofe s'en glorifier. Voulant remédier à une perte abondante après une
fauffe couche, il prefcrit deux faignées au bras,
dans l'efpace de deux heures, il arrête fi bien l'é-
coulement exceffif des lochies, que, dès le
lendemain, *ce qui reftoit de la perte*, ne teignoit
pas même le linge.

Mais *que devoit réfulter, & que réfulta-t-il en
effet de cette répercuffion* (i) ? Hypocrate l'a dit,
& c'eft à bonnes enfeignes : *Morbus magnus ip-
fam corripiet* : une grande maladie l'attaquera
néceffairement ; Louife Lené l'éprouve, &,
tandis que fon Médecin fafciné croit la trouver
exactement fans fiévre, & fe félicite du funefte
fuccès des deux faignées, Lené, qui fent déja
les préludes de l'inflammation, du dépôt & des
autres accidens dont elle va être la victime,
demande à fon Médecin une purgation. Celui-ci
la lui accorde par un mouvement de pure com-

____

(i) Lettre de M. de Chevy, Médecin des Etats de
Bretagne, au Journalifte de Médecine, du 27 Mars 1764.

plaisance, &, croyant sa malade guérie, il prend le parti de se retirer.

Heureuse retraite, si elle eût été moins tardive! mais le coup fatal étoit porté. Il ne pouvoit être paré que par de prompts secours qui eussent rétabli les lochies. *Periculum vitæ incurret, nisi citò curetur.* La vie de Lené est dans un danger imminent, si l'on ne s'occupe promptement de sa guérison. Louise Lené commence à sentir le ravage de ses lochies supprimées. Le sang, obligé de refluer dans les parties internes, lui fait bientôt éprouver les douleurs les plus aiguës. Il eût été naturel dans ces circonstances, de rappeler le Médecin ; mais sans doute que Louise Lené démêle le prix de ses services ; &, pour bonnes raisons, elle ne se presse pas de les réclamer. Trois jours se passent dans une succession continuelle de douleurs, sans qu'il soit question de rappeler le sieur de la Porcherie. Cependant le mal empire, &, dans la nuit du 2 au 3 Août, Lené se trouve dans un si cruel état, qu'elle fait appeler un Confesseur pour mettre ordre à sa conscience. Tranquille après cela du côté de son ame, & rappelée aux besoins de son corps, par les douleurs qui la déchiroient, ce n'est pas encore la science du sieur Dupuy que Lené invoque pour son soulagement. Sa mémoire lui rappelle qu'elle a dans une armoire deux prises de la poudre d'Ailhaud, *elle prie instamment son mari de lui en donner*

*une prise dans un peu d'eau, & elle l'avale tout
de suite* (k). Mais ses espérances sont vaines,
le mal étoit consommé, tout remède arrivoit
trop tard. Les douleurs perséverent & annoncent à Robert la prochaine fin de sa femme.
Dans le trouble d'un si cruel état, Robert revient au sieur de la Porcherie, & le recon-
duit auprès de la malade, *entre quatre & cinq
heures du matin;* (c'étoit environ deux heures
après que Lené eut pris la Poudre d'Ailhaud.)
La présence du Médecin ne produit aucun effet.
Il tente *inutilement de lui donner divers secours,*
rien ne réussit. La mort seule termine, quelques
heures après, les tourmens de l'infortunée malade, mais elle ne termine pas la préoccupation
du Médecin. Toujours curieux de voir couler le
sang de la pauvre Louise, il demande l'ouverture
de son cadavre, & il l'obtient. Il trouve des
vaisseaux rompus, du sang extravasé, tristes
fruits de la répercussion violente qu'il avoit occasionnée par les saignées; mais, loin d'ouvrir les
yeux sur les fautes capitales de sa conduite, &
d'abandonner son ame aux regrets, il rejette
tous ces accidens sur un remède innocent qui
ne peut y avoir eu aucune part, & il accuse
publiquement la Poudre d'Ailhaud, du malheur
qu'il devoit s'imputer à lui-même. (*l*)

(*k*) Journal de Médecine, Tome 19, pag. 506.
(*l*) Pour convaincre la Poudre d'Ailhaud de ce meurtre, le sieur Dupuy remit *aussi-tôt à Messieurs les Offi-*

Mais,

Mais, pour juſtifier la Poudre d'Ailhaud d'une accuſation ſi haſardée, la peine n'eſt pas grande; car je m'adreſſe au ſeul bon ſens, & ſous le bon plaiſir de M. de la Porcherie, je lui demande; à qui peut-on attribuer la rupture des vaiſſeaux, l'épanchement du ſang, & la mort de Louiſe Léné? Eſt-ce à une doſe de Poudre d'Ailhaud, priſe par la malade, huit heures avant ſa mort, ou à la ſuppreſſion forcée de ſes lochies, depuis cinq jours, à la ſuite d'un avortement? Vous dites, ſçavant Dupuy, que c'eſt à cette doſe de la Poudre d'Ailhaud qu'il faut attribuer tous ces accidens; mais, ſi la rupture des vaiſſeaux & l'épanchement du ſang ſubſiſtoit avant que Louiſe Lené eut pris cette doſe, pourrez-vous les mettre ſur ſon compte, & accorder à cette poudre un effet rétroactif? Or,

---

ciers de Police , l'un des deux paquets de Poudre qu'avoit pris cette femme , & ces Meſſieurs ordonnerent.... que cette priſe de Poudre d'Ailhaud ſeroit dépoſée à leur Greffe , pour ſervir de pièce de comparaiſon , & en faire analyſe , ſi faire ſe doit. On deſireroit naturellement ſçavoir , ſi conſéquemment à cette ordonnance, la priſe de Poudre dépoſée au Greffe de la Police, a été réellement comparée avec celle que Louiſe Lené avala huit heures avant ſa mort; & comment on s'y prit pour procéder légalement à cette comparaiſon. Mais M. Dupuy n'a pas jugé à propos de ſatisfaire notre curioſité. Il nous laiſſe entiérement ignorer l'uſage qu'on a fait de la *piéce de comparaiſon* , & nous ne pouvons ſçavoir ſi elle a été analyſée, confrontée, ou ſi elle eſt toujours dépoſée au Greffe de la Police. Quel dommage qu'on raviſſe ainſi au public, les fruits d'une ordonnance ſi judicieuſe & ſi utile!

F

ſur votre propre récit, il n'eſt preſque pas poſſible de douter que l'épanchement du ſang ne fût conſommé, quand Louiſe Lené a pris ſa doſe de Poudre ; car vous racontez vous-même que Louiſe Lené fut *incommodée dès le ſoir, & dans la nuit* qui précéda ſa mort. Et juſqu'à quel point fut-elle *incommodée*, juſqu'à deſirer d'être *confeſſée*, & à l'être en effet ; juſqu'à *prier inſtamment* ſon mari de lui donner une priſe de la Poudre d'Ailhaud, ſur les deux heures après minuit, ſans avoir conſulté perſonne, & uniquement preſſée par le deſir de trouver un prompt remède à la violence de ſes maux ? Qu'étoit-ce donc que toutes ces inquiétudes & ces agitations de la pauvre Louiſe, pour demander un Confeſſeur & des remèdes, dans cette fatale nuit, s'il n'y avoit en elle ni vaiſ-ſeaux rompus, ni diſpoſition prochaine à la rupture ? D'où pouvoient venir, dans une femme, que, *peu de jours auparavant*, vous aviez laiſſée *en ſi bon état*, ces ſubites douleurs, qui lui firent demander, avec inſtance, la Poudre d'Ailhaud ? Etoit-ce la Poudre, non encore avalée, qui les cauſoit ? Vous n'avez donc pas aſſez dit, lorſque vous avez aſſuré dans votre jugement, que *les irritations & les vives douleurs intérieures ont ſubſiſté dès le moment que cette femme a pris la Poudre, juſqu'à la mort ;* pour être d'accord avec vous-même & avec la vérité, il falloit dire que les irritations & les vives douleurs intérieures ayant réduit cette femme aux abois, elle demanda son Confesseur & la Poudre d'Ailhaud ; & que la persévérance des *irrita- tions*, jusqu'au moment de la mort, ne pouvoit être équitablement imputée au remède qui ne les avoit pas fait naître.

Mais, direz-vous, cette Poudre *n'a point été rendue*, & ce n'est qu'à son action qu'on peut imputer ce grand feu dont se plaignoit la malade, *qui lui sembloit commencer au gosier & se terminer au fondement*, l'excoriation & l'inflammation de l'anus, la rupture des vaisseaux, &c.

Il faut convenir ici, Monsieur, que votre préoccupation est à son comble. Pour jetter sur la Poudre un soupçon de poison, vous allumez un grand feu dans le *gosier* de Louise Lené ; &, maître d'en diriger les flammes à votre gré, vous les prolongez jusqu'au *fondement ;* vous en auriez peut-être persuadé l'existence, si, sur la longue route que vous assignez à ce feu intestinal', vous lui aviez fait produire, en chemin faisant, quelque effet qui pût le faire reconnoître. Mais non ; vous ajustez si mal votre rapport de l'ouverture du cadavre, que vous ne trouvez dans toutes les premieres voies, aucunes traces de ce *grand feu*, dont l'ardeur arrachoit à Louise Lené, des plaintes si touchantes. Le pharynx, l'œsophage, la poitrine, le ventricule, les intestins & les boyaux ont été trouvés *dans un état affez naturel.* Il n'eft pas jufqu'au *duo-dénum*, qui n'ait été impénétrable à l'action de la brûlante Poudre, quoique *les matieres chy-leufes* que ce vifcère renfermoit, fuffent *très-teintes de la couleur noire* de ce remède meur-trier. Oui, *le refte* même *de ce canal* étoit, fe-lon vous, *fain jufqu'à l'anus ;* enforte qu'en fuivant vous-même la Poudre que vous accu-fez, dans tous les lieux de fon paffage, vous n'y trouvez aucune preuve du délit dont vous la chargez. L'anus tout feul vous préfente des excoriations & de l'inflammation, mais la Poudre n'eft point allée jufques-là, puifqu'elle *n'a point été rendue,* comment a-t-elle pu y produire ce mauvais effet ? Eft-ce une de fes propriétés d'opérer *in diftans*, c'eft-à-dire, de ne point nuire aux endroits où elle eft, & de tout ra-vager là où elle n'eft pas? Ce n'eft qu'en fai-fant cette abfurde fuppofition, que vous pou-vez convaincre la Poudre d'avoir excorié l'anus de la défunte, & d'avoir occafionné la rupture d'un rameau de la veine hypogaftrique. Avouez, Monfieur, qu'on eft à plaindre, quand on fuit les impreffions d'une imagination prévénue. On s'égare à tous les pas, on abfout les coupables, on condamne les innocens, & le plus honnête homme du monde a bien de la peine à fe re-connoître lui-même, quand il fe trouve, prefque fans y penfer, coupable d'une foules d'injuftices, dont, de sang froid, il eût été incapable (*m*).

Après l'analyse que nous venons de faire de l'histoire & du procès-verbal de M. Dupuy, on ne sera pas surpris que nous ayons marqué de l'étonnement sur sa conduite, & sur la relation qu'il en a faite. A peine son écrit eût-il paru, qu'on fut frappé des inconséquences & des contradictions qu'il renferme. Mais, pour les mettre dans un plus grand jour, le sieur de Péronne, ancien Capitaine des Bonaventures, à la Rochelle, s'adressa au mari de la pauvre défunte, & l'interrogea sur les diverses circonstances qui précédèrent la mort de sa femme. La relation de Robert fut si différente de celle de M. Dupuy, que M. de Péronne pria Robert de lui en faire une déclaration par-devant Notaire. Robert y consentit, & il fit, le 27 Février 1764, chez *Nouveau*, Notaire à la Rochelle, la déclaration détaillée qu'on lui demandoit.

2° Il n'est pas possible de lire cette piéce, sans être convaincu que le Journal de M. de

____

(*m*) Le sieur Dupuy soutient dans ses réflexions sur la Poudre d'Ailhaud, qu'elle *n'a pas par elle-même les caractères d'un poison*, (*) & par une inconséquence des plus frappantes, il lui en attribue les effets les plus violens & les plus prompts, en prononçant avec ses confreres, que *les irritations & les vives douleurs ont subsisté* dans Louise Lené, dès le moment que cette femme l'a eu prise.

(*) Journal de Médecine, Tome 19, page 511.

la Porcherie manque d'exactitude en tous les points. En effet, la maladie de Louise Lené fut occasionnée par une querelle, un coup d'artichaut reçu, & la violente colère qui en fut la suite : de-là les tranchées, &, au bout de neuf jours, une fausse couche. Le germe étoit, selon Robert, *de quatre à cinq mois*. M. Dupuy met le commencement de la maladie, peu de tems avant le 20 Juillet, l'avortement de Louise Lené, au 28 du même mois, & attribue cet accident à l'imprudence de Louise, qui *avoit lavé la veille*. Robert, au contraire, déclare que sa femme fut insultée le mardi d'après la fête de S. Jean-Baptiste, (c'est-à-dire le 28 Juin,) *qu'elle se blessa . . . . au bout de neuf jours*, (par conséquent le 7 Juillet ;) *que, deux ou trois jours après cette fausse couche, ladite Lené avoit imprudemment, & sans attendre son rétablissement, lavé du linge en un bassin qui étoit dans la cour de leur maison*. D'où il suit que le sieur Dupuy s'écarte déja beaucoup de la véritable date des évènemens, & qu'il donne, entr'autres, pour cause de l'avortement, une imprudence qui n'a été commise que deux ou trois jours après l'avortement. Mais ces méprises sont les moins essentielles (*n*).

(*n*) On croit devoir transcrire ici l'attestation de Jean Robert, parce qu'elle sera souvent citée, & le Lecteur peut être bien aise d'y recourir. « Pardevant Nous, &c.

L'imprudence de Lené lui fut fatale. Elle lui occasionna , dit Robert , *une inflammation dans*

» a comparu en perfonne Jean Robert , Traîneur, de-
» meurant en cette ville, rue de l'Hôpital général faint
» Louis , & faifant l'un des coins de celle des Jardins,
» Paroiffe Notre-Dame , lequel a volontairement dit &
» déclaré, ainfi que la vérité eft, audit Notaire & témoins ,
» que feue Louife Lené , fa femme, ayant eu querelle ,
» au mois de Juin dernier , *un jour de mardi d'après la*
» *Fête de S. Jean-Baptifte* , avec une femme de cette
» ville, à la grande rue, où fe tient d'ordinaire le Marché,
» Paroiffe de S. Sauveur de ladite ville, elle avoit reçu un
» coup d'artichaut, que lui donna cette femme , dont
» elle fe mit fi fort en colère , qu'elle *fe bleffa*. Ce qui
» fut manifefté *au bout de neuf jours* , par un germe ,
» étant pour lors enceinte *de quatre à cinq mois ; que ,*
» *deux ou trois jours après* cette fauffe couche , ladite
» Lené femme , avoit imprudemment , & fans *attendre*
» *fon rétabliffement* , lavé du linge en un baffin qui étoit
» dans la cour de leur maifon ; ce qui lui a occafionné
» *une inflammation dans le bas-ventre , avec un depôt ,*
» *dont la fiévre* s'eft enfuivie , & qui lui a continué
» jufqu'à fa mort arrivée au commencement du mois
» d'Août dernier , environ les dix à onze heures du
» matin ; qu'il eftime que cette mort inopinée ne peut pro-
» venir que de cette fauffe couche , de l'inflammation
» & du dépôt qui l'a fuivie , & non pas d'une prife de
» Poudre d'Ailhaud que ledit Robert , fon mari , lui avoit
» donnée à prendre dans la nuit qui a précédé fon décès ,
» & qu'elle lui demanda *avec inftance ;* puifque , pre-
» mier d'avoir pris cette prife de Poudre , *elle fouffroit*
» *des douleurs fi exceffives & fi violentes , qu'il la croyoit*
» *morte à chaque inftant* , & de laquelle Poudre elle
» avoit fait au befoin plufieurs fois ufage , s'en étant
» toujours bien trouvée , & en faifoit même prendre
» quelquefois à lui , dit Robert fon mari , qui déclara
» auffi en outre, comme la vérité eft, que , pendant
» toute la maladie de ladite feue Lené fa femme , *elle*
» *n'a point été faignée du tout* , & qu'elle n'étoit âgée
» que d'environ vingt-huit ans.

» Ayant ledit Robert certifié & attefté être la préfente
» déclaration fincere & véritable & prêt à l'affirmer en

le bas-ventre, avec un dépôt, dont la fièvre s'est ensuivie, & qui lui a continué jusqu'à sa mort arrivée au commencement d'Août dernier, environ les dix à onze heures du matin. Jusques-là, je ne remarque point de différences importantes dans le récit de M. Dupuy. Mais en voici qui méritent assurément d'être remarquées.

Robert ajoute, *qu'il estime que cette mort inopinée ne peut provenir que de cette fausse couche, de l'inflammation, & du dépôt qui l'a suivie, & nonpas d'une prise de la Poudre d'Ailhaud, que ledit Robert, son mari, lui avoit donnée à prendre dans la nuit qui a précédé son décès.* Je n'examine point, si le jugement de Robert sur la véritable cause de la mort de sa femme, est exact : mais je demande s'il est vraisemblable qu'un homme qui fait une déclaration si précise, ait dit au sieur de la Porcherie, dans la nuit du 2 au 3 Août, que *sa femme étoit mourante, pour avoir pris dans la nuit une prise de la Poudre d'Ailhaud ?* Peut-on imaginer que le même homme tienne, sans intérêt, deux langages si différens ? & ne faut-il pas convenir, au moins, que le sieur de la Porcherie a mal entendu ?

Robert continue, &, pour prouver que la

» justice, lorsqu'il en sera requis, & si besoin est, dont
» & du tout ce que dessus, icelui dit Robert, a requis
» Acte audit Notaire, qu'il lui a octroyé, &c. »

prife de Poudre n'a pu caufer la mort de fa femme, il affure que la malade elle-même *la lui demanda avec inftance*; que, *premier d'avoir pris cette prife de Poudre, elle fouffroit des douleurs fi exceffives & fi violentes, qu'il la croyoit morte à chaque inftant;* .... *qu'elle avoit fait au befoin plufieurs fois ufage* de cette Poudre, *s'en étant toujours bien trouvée,* & qu'elle *en faifoit même prendre quelquefois à lui,* dit Robert *fon mari.* Il eft donc vrai qu'avant la prife de Poudre, Louife Lené étoit dans un état de fouffrance; que fes douleurs n'étoient pas dans la claffe des médiocres; mais qu'elles étoient *exceffives & violentes*; que c'eft dans le fort de fon tourment, qu'elle *demanda avec inftance* la Poudre d'Ailhaud à fon mari; que celui-ci ne fit aucune difficulté de lui en donner, parce qu'il la croyoit morte à chaque inftant : tous ces faits font conftans, & Robert *certifie & attefte* que la déclaration qui les contient, eft *fincere & véritable,* qu'il eft *prêt à l'affirmer en juftice*; & cependant Meffieurs les Médecins affemblés autour du cadavre de Louife, décident que, dans cette fatale nuit, pendant laquelle ils goutoient tranquillement les douceurs du fommeil, tandis que la pauvre défunte étoit en proie à des douleurs exceffives & violentes, c'eft de *l'action d'une dofe de la Poudre d'Ailhaud,* que fe font enfuivies *les irritations & les vives douleurs intérieures*; *qu'elles ont fubfifté dès le moment que* cette femme l'a eu prife, jufqu'à la mort ; &, ce qu'il y a de plus étonnant, c'eft qu'un jugement fi contradictoire avec les faits énoncés dans la décaration de Robert, fe trouve confirmé dans l'hiftoire de M. Dupuy, & par le témoignage de Robert, qui dit *fa femme mourante, pour avoir pris dans la nuit une prife de la Poudre d'Ailhaud*; & par le témoignage de l'infortunée malade elle-même, qui ne ceffe de donner à ce Médecin *des marques de repentir, d'avoir pris cette malheureufe Poudre*. Des erreurs de cette conféquence ne peuvent fe pardonner qu'à des gens endormis ; mais le fieur Dupuy l'étoit fûrement, & le trait fuivant ne peut en laiffer aucun doute.

Robert termine fa déclaration en difant, *comme la vérité eft que, pendant toute la maladie de ladite feue Lené, fa femme, elle n'a point été faignée du tout*. On a pu remarquer jufqu'ici la difcrétion de Robert, dans fa déclaration. Il a rétabli les dates de la maladie, de la rechute, des accidens qui l'ont occafionnée, mais fans paroître attaquer celles qui ont été fixées par le fieur de la Porcherie.... Robert a juftifié la Poudre d'Ailhaud de la mort de fa femme, en affurant qu'elle étoit à toute extrémité, lorfqu'elle prit ce remède ; mais il ne s'eft permis d'autres conjectures fur la vraie caufe de cette mort, que celles qu'il tire de *l'inflammation dans le bas-ventre*, & du *depôt*, qui ont *continué juf-*

qu'à la mort.... Robert étoit si éloigné de vouloir rendre le Médecin responsable de la mort de sa femme, qu'il n'a point fait mention de lui dans toute sa déclaration ; mais, en ce moment, Robert ouvre la bouche sur les remèdes du sieur Dupuy, & que dit-il ? que sa femme *n'a point été saignée du tout* (o). Ne diroit-on pas que Robert s'est chargé de faire l'apologie du sieur Dupuy contre lui-même ? En effet, quelle tournure plus obligeante pouvoit-il prendre pour sauver la réputation de ce Médecin que d'abolir le souvenir des deux saignées, qui, par elles seules, eussent arrêté les lochies ? & quelle voie plus efficace pour y réussir, que d'assurer avec simplicité, par maniere de narration, que la malade *n'a point été saignée du tout*, & de conduire naturellement les esprits à croire que c'est par une faute de mémoire, que M. Dupuy a parlé de ces saignées ? Je ne conçois pas qu'on puisse sy prendre d'une maniere plus ingénieuse, pour justifier M. Dupuy, en rendant hommage à la vérité. Cependant une déclaration si méritoire de la part de Robert, si importante pour le sieur de la Porcherie, loin d'exciter la reconnoissance de ce dernier, a pro-

---

(o) Il est a propos de remarquer que Robert, en niant que sa femme ait été saignée, ne nie pas que ses lochies n'aient été malheureusement arrêtées : & puisque M. Dupuy se fait un mérite d'avoir procuré cette suppression, il n'est pas juste de le lui contester.

F vj

voqué son indignation, & l'a conduit à des démarches extrêmes, dont on chercheroit inutilement l'original ailleurs, & dont il faut espérer que les copies ne se multiplieront pas.

3° En effet, quand Robert eut fait cette déclaration, le sieur de Péronne s'empressa d'en envoyer une copie au Journaliste de Médecine, & une autre à M. le Baron de Castelet; mais le Journaliste ne se pressa pas de publier un écrit qui ne pouvoit que lui déplaire (p). M. le Baron de Castelet jugea que, pour suppléer à son silence, il devoit faire imprimer sur une même feuille la déclaration de Robert, & la lettre de M. de Peronne. La feuille fut bientôt imprimée ; le sieur de Peronne en reçut des exemplaires, & il se fit un devoir de les répandre à la Rochelle. Mais à peine furent-ils venus à la connoissance du sieur Dupuy, qu'ils enflammerent sa colere, & son premier mouvement éclata par une nouvelle plainte, dont il fit retentir le Tribunal de la Police. Robert & le sieur de Peronne furent traduits à ce Tribunal, comme ayant outragé le sieur Dupuy, l'un par sa déclaration, l'autre par la lettre qu'il y avoit jointe. Le sieur Dupuy conclut à la suppression des

---

(p) La Lettre du sieur de Péronne au Journaliste, est du 29 Février. Ce ne fut que dans le mois de Juin suivant qu'elle fut insérée dans le Journal de Médecine, avec la déclaration de Robert.

écrits imprimés, à une amende, à des dépens, &c.

Si la conduite du sieur Dupuy ne nous avoit accoutumés à des nouveautés singulieres, nous ferions étrangement surpris de l'entendre appeler en justice un homme qui fait volontairement une déclaration sur le genre de mort de sa femme : un homme, triste témoin des divers accidens qui lui ont enfin enlevé ce qu'il avoit de plus cher au monde. Les notions les plus communes du bon sens décident, ce semble, qu'on ne peut quereller un tel homme, ni comme se mêlant d'une chose qui ne le regarde pas, ni comme mal instruit de ce dont il parle, puisque, d'une part il est mari, &, de l'autre, témoin oculaire. Deux cas seulement auroient pu autoriser une plainte en Justice contre lui. Le premier, si sa déclaration eût été *fausse*; le second, si elle eût été *injurieuse* à quelqu'un.

Mais, 1° la déclaration de Robert n'est *fausse* en aucun point, puisque le sieur Dupuy n'a pas cru devoir la contredire dans les faits, ni s'engager à la discussion d'un seul. Robert parle, *comme la vérité est*; il proteste que sa déclaration *est sincere & véritable*, & qu'il est prêt *à l'affirmer en Justice, lorsqu'il en sera requis*. Jamais le sieur Dupuy ne l'a interpelé de rectifier sa narration, d'ajouter ou de retrancher à son contenu. Elle est donc à l'abri de tout reproche de *fausseté*,

& ne peut, par cet endroit, être attaquée en Justice.

2°. Elle n'est point *injurieuse* au sieur de la Porcherie, puisqu'elle ne dit pas un seul mot de lui, ne le désigne en aucune maniere, & laisse entiérement ignorer que Louise Lené ait eû de Médecin pendant sa maladie. Robert ne parle que de sa pauvre femme, & il soulage sa douleur, en racontant la fatale chaîne des maux qui l'ont précipitée dans le tombeau. Par quelle inconcevable manie le sieur Dupuy veut-il encore arracher à Robert cette foible consolation, avec les armes de la Justice? N'étoit-ce pas assez d'avoir déployé sur son épouse infortunée, les redoutables armes de la Médecine, & avant, & jusques après sa mort? Et ne sera-t-il plus permis à un mari qui perd sa femme, de conserver du moins son image dans un dépôt public, pour verser sur elle quelques larmes de tendresse? Jamais, avant le sieur Dupuy, on n'ouit dire qu'un Médecin persecutât jusqu'à l'ombre de ses malades, & qu'il entreprît d'effacer ces légères traces de leur existence.

Non, le sieur Dupuy n'y pensoit pas, & la colère avoit plongé sa raison dans un sommeil léthargique. En effet, Robert pleure la mort de sa femme, mais il n'accuse pas le sieur Dupuy d'y avoir influé. Ce médecin en avoit assez dit, dans sa relation, pour s'en faire justement soup-

çonner, & Robert n'en demande pas juſtice. Le
ſieur Dupuy en avoit même dit plus qu'il n'en
avoit fait, pour conduire Louiſe Lené au tombeau, & Robert retranche ce qu'il avoit dit de
trop, de peur qu'on ne le juge défavorablement
ſur ſa parole. Et, après un tel procédé, il oſe
appeler Robert en juſtice! il oſe demander la
ſuppreſſion d'une déclaration qui fait ſon apologie! J'avoue qu'une telle conduite me paroît
les antipodes de la réflexion.

Et quel étoit encore le crime du ſieur de
Peronne, pour exciter les plaintes du ſieur
Dupuy? Etoit-ce la lettre qu'il avoit écrite à
M. le Baron de Caſtelet, en lui envoyant la
déclaration de Robert? Mais cette lettre ne
pouvoit offenſer le ſieur Dupuy, qu'en ce que
le ſieur de Peronne y déclaroit avoir eu le
malheur de *reconnoître dans les réponſes* de Robert, *que le procès-verbal du ſieur Dupuy n'étoit
dicté que par la jalouſie.* Mais, depuis quand,
voir une choſe qui ſaute aux yeux, la *reconnoître,* & le dire au public, qui la *reconnoît*
auſſi, ſeroit un délit qui méritât l'animadverſion
de la Juſtice? Le reproche de *jalouſie,* fait au
procès-verbal, a-t-il dû ſi ſenſiblement affecter
le ſieur Dupuy, lui qui, comme nous le ver-
rons bientôt, a mis dans ſon Ecrit tout le fiel,
toute l'amertume & toutes les invectives poſſibles? Quelle imprudence de ſe montrer ſi dé-

licat dans les injures paſſives , & de l'être ſi peu
dans les actives?

Seroit-ce la diſtribution de cette feuille imprimée , qui mériteroit d'attirer ſur la tête du
ſieur de Peronne tout le courroux du ſieur
Dupuy, & de la Police de la Rochelle? Mais
tous les imprimés qui ſont ſortis de la main du
ſieur de Peronne , n'ont vu le jour qu'avec
l'approbation & la permiſſion des Supérieurs; ils
n'ont été prohibés par aucune loi , ni générale ,
ni particulière ; ils ſont entre les mains de tout.
le monde , & c'eſt à la vue de la faveur publique dont ils jouiſſent univerſellement , que le
ſieur de Peronne a cru pouvoir en répandre des
exemplaires : peut-on concevoir que les yeux
offuſqués du ſieur Dupuy aient apperçu un délit
dans une conduite ſi ſimple , ſi innocente , ſi
irréprochable ?

Mais , encore une fois , il eſt des momens
malheureux où la raiſon dort ; & , tant que
dure ſon ſommeil , le délire d'une imagination
ſans frein confond , transforme , dénature tous
les objets ; on voit tout à gauche , rien au naturel. C'eſt dans un de ces fâcheux inſtans que le
ſieur de Peronne & Robert parurent criminels au
ſieur de la Porcherie. Il s'en plaignit à ſon Tribunal favori , à la Police. Les Officiers de ce
Tribunal , flattés ſans doute de la confiance ex-
cluſive que leur témoignoit le ſieur de la Por-

cherie, fermerent encore une fois les yeux sur leur
incompétence, pour avoir le plaisir de l'obliger. Le
sacré bandeau dont il ceignit leurs têtes, les empêcha de voir que les plaintes du sieur Dupuy étoient
puériles & ridicules, & que, quand même elles
seroient fondées, ce n'étoit point à eux à y faire
droit; car la déclaration de Robert étant un acte
notorié, la lettre du sieur de Peronne, & les
écrits qu'il distribuoit, étant *imprimés avec permiſſion*, tout cela ne pouvoit être soumis à l'ins-
pection & à la jurisdiction de la Police ordinaire, & devoit être renvoyé à la haute Police, qui seule a droit de prononcer sur les actes
publics, & sur les faits qui concernent l'Imprimerie & la Librairie. Mais M. Dupuy méritoit
bien que la Police ordinaire fît un effort en sa
faveur; il eut lieu d'être content. Ce Bureau
rendit une Ordonnance aussi glorieuse à la mémoire du sieur Dupuy, qu'humiliante pour ses
adversaires; ce fut le 1er Septembre 1764. Nous
ne passerons point sous silence le dispositif inté-
ressant de cette Ordonnance. C'est un morceau
essentiel dans l'histoire du sieur Dupuy.

« Nous avons fait défenses, disent les Ma-
» gistrats, audit Peronne, de plus à l'avenir
» écrire aucunes lettres contre le sieur Dupuy.
» Et, pour l'avoir fait, nous l'avons con-
» damné en dix livres de dommages-intérêts
» envers le sieur Dupuy, en tous les dépens.
» Et avons permis au sieur Dupuy de faire

» imprimer & afficher trente exemplaires du
» préfent jugement, aux frais dudit Peronne....
» Fait défenfes audit Peronne, & à tous au-
» tres, de ne plus à l'avenir diftribuer aucun
» mémoire ni bulletin, qu'il n'en ait préalable-
» ment obtenu la permiffion de la Police.

» Et, pour par ledit Peronne y être contre-
» venu, l'avons condamné en trois livres d'a-
» mende.

» Avons ordonné qu'à la diligence du Pro-
» cureur du Roi, le préfent jugement fera im-
» primé, lu, publié & affiché par-tout où be-
» foin fera, aux frais & dépens dudit Peronne. »
Quant à Robert, voici fon lot.

« Enjoignons à Robert de faire apporter,
» dans trois jours, au Greffe de ce Siége, la
» minute du Certificat reçu par Nouveau, le 27
» Février 1764; *pour y être fupprimée.*

» Et avons condamné Robert aux dépens à
» cet égard. »

Voilà quel fut à la Rochelle, le dénouement
des plaintes du fieur Dupuy. Il ne manquoit
rien à fon triomphe. Les murailles même pu-
blioient fa victoire, en préfentant à tous les
yeux, le jugement qui l'avoit vengé des prétendus outrages du fieur de Peronne & de
Robert; mais la fcène ne devoit pas finir là.
Les adverfaires du fieur Dupuy, quoique battus,
ne fe crurent pas vaincus : ils fe perfuaderent
que, pour diffiper les ténèbres du jugement de

la Rochelle, il suffisoit de le présenter au soleil même de la justice. Pleins de cette confiance, ils inviterent le sieur Dupuy, par un appel du Jugement qu'il avoit obtenu, à paroître avec eux devant le premier Sénat du royaume : ils l'obligerent à déposer ses trophées aux pieds des respectables Magistrats qui le composent, & demanderent eux-mêmes justice des persécutions du sieur Dupuy. Là, Robert réclama sa déclaration qu'on lui avoit ravie : il fit valoir la *vérité* de son récit, que le sieur Dupuy n'avoit point contestée, & sa *modération*, dont l'excès dût surprendre tous les Juges. Là, le sieur de Peronne réclama le droit de faire l'apologie d'un remède auquel il doit la vie, & que le sieur Dupuy avoit calomnié. Les preuves de la calomnie étoient complettes dans la déclaration de Robert, que le sieur Dupuy n'avoit ni pu, ni osé contredire, & elles justifioient pleinement le reproche de *jalousie* que le sieur de Peronne avoit fait au procès-verbal. Là enfin parut un troisieme, & plus redoutable adversaire, que le sieur Dupuy n'attendoit pas : ce fut M. le Baron de Castelet qui intervint au procès, pour demander raison au sieur Dupuy des faussetés qu'il avoit accumulées contre sa Poudre, & des invectives qu'il avoit répandues contre lui-même. Ce nouvel adversaire se plaignit à la Cour que, par une inconcevable témérité, le sieur Dupuy, dont il ignoroit auparavant l'existence, avoit vomi contre lui les injures les p'us atroces, & les avoit consignées dans le Journal de Médecine; que cet audacieux écrivain le taxoit hautement de *brigandage*; le plaçoit ignominieusement sur un *tréteau*, comme les plus vils charlatans, l'affichoit comme un imbécille, par les discours insensés qu'il lui prêtoit, & portoit la licence de ses expressions, jusqu'à le décrier comme un voleur qui en veut directement à la *bourse* du public.

Des plaintes si graves, & les qualités de M. le Baron de Castelet, étonnerent le sieur de la Porcherie. Il vit bien qu'un orage se formoit sur sa tête, & qu'il n'étoit pas assez à couvert sous les ailes bienfaisantes de la Police de la Rochelle. Il tourna ses regards vers la Faculté de Médecine sa mere, & il crut trouver dans son sein, un asyle & des secours pour se tirer d'embarras. Mais l'équitable & sage Faculté de Paris refusa d'entrer dans cette querelle, & montra, par son silence, qu'elle improuvoit elle-même la conduite de M. de la Porcherie. Ce Médecin fut donc réduit à défendre, seul contre trois, les lauriers qu'il avoit cueillis à la Rochelle, & il fit de son mieux pour ne pas se les laisser arracher.

Mais rien de si fragile que la gloire de ce monde; elle échappe & s'enfuit, lorsqu'on croit la mieux tenir. Le sieur Dupuy en fit dans cette occasion une triste expérience. L'Arrêt du Parlement de Paris transféra la couronne du vainqueur des mains de ce Médecin, dans celles de ses adversaires ; &, par une suite nécessaire, tous les personnages furent changés (*q*). Le sieur de Peronne & Robert furent déchargés de toutes les condamnations portées contre eux à la Rochelle ; le sieur Dupuy condamné à restituer au sieur de Peronne l'amende qu'il avoit payée ; à dix livres de dommages-intérêts envers le sieur de Peronne & Robert, & à tous les dépens à leur égard. L'Arrêt lui fait encore défense d'écrire, imprimer, publier & faire inscrire au Journal de Médecine, ni ailleurs, aucunes lettres contre M. le Baron de Castelet : ordonne que les termes injurieux, insérés dans la lettre missive, rapportée au Journal de Médecine, du mois de Décembre 1763, & dans les écritures, requêtes & mémoires du sieur Dupuy, *seront & demeureront supprimés* ; le condamne à dix livres de dommages-intérêts, applicables, du consentement de M. le Baron de Castelet, aux pauvres prisonniers de la Conciergerie du Palais à Paris, & à tous les dépens.

Telle fut l'humiliante chute du sieur de la Porcherie. La célébrité qu'il avoit acquise à la Rochelle, s'éteignit à Paris, & il revint dans sa patrie, ne conservant plus de son ancien triomphe, qu'un triste souvenir, & le regret

______

(*q*) Cet Arrêt fut rendu le 27 Août 1766.

trop tardif d'être sorti de l'obscurité, par les faveurs de la Police, pour y rentrer par la justice du Parlement. Heureux encore, si, reprenant son ancien état, & renonçant au grand jour qui lui avoit été si funeste, il avoit pu se flatter de vivre désormais tranquille & ignoré! Mais une multitude de nouveaux chagrins l'attendoient dans sa retraite. Le sieur Dupuy fut réduit à soutenir le désolant spectacle de ses revenus arrêtés, de ses meubles saisis, d'une séparation de biens, demandée par sa femme, & tout ce que la perspective du plus triste avenir peut avoir de plus accablant.

Dans cette extrémité cependant, la providence lui ménageoit une ressource dont il ne se doutoit pas. Des lettres de la Rochelle apprirent à M. le Baron de Castelet l'affreux désordre des affaires du sieur Dupuy. Un homme à ressentiment eût reçu cette nouvelle avec satisfaction; mais le cœur chrétien de M. le Baron de Castelet s'en attrista, & ne s'occupa que des moyens de consoler son ennemi malheureux. Pour cela, il ne suffisoit pas d'avoir pour lui des sentimens d'une compassion stérile, il falloit faire des sacrifices, arrêter des poursuites, donner des mains-levées, imaginer des tempéramens qui ménageassent la bourse & l'amour-propre; il falloit en un mot faire pour le sieur de la Porcherie tout ce qu'il eût pu attendre de l'ami le plus généreux & le plus dévoué.

M. le Baron de Caſtelet n'héſita pas. Avide du plaiſir qu'on goûte en gagnant le cœur de ſon ennemi, & en triomphant de ſoi-même, il écrivit au ſieur Dupuy pour lui témoigner ſon regret ſur la fâcheuſe ſituation où la perte de ſon procès avoit mis ſes affaires, & il l'aſſura qu'il ſe prêteroit volontiers à tous les arrangemens qu'il voudroit lui propoſer. Cette lettre dut cauſer au ſieur Dupuy une bien agréable ſurpriſe. Il l'enviſagea ſans doute, comme l'heureuſe annonce d'un calme prochain, & il ne ſe trompa pas. Une utile & agréable correſpondance avec M. le Baron de Caſtelet ſuccéda aux fâcheuſes diſcuſſions dont on a parlé. L'eſtime & la reconnoiſſance ont pris dans le cœur de M. Dupuy la place qu'y occupoient autrefois des ſentimens oppoſés; & l'admiration que lui cauſe la grandeur d'ame de celui qu'il avoit outragé, eſt le dernier terme auquel ont abouti tous ſes écrits, toutes ſes démarches, & tout le bruit qu'a fait ſon Obſervation. Nous ſommes enchantés de pouvoir en terminer l'hiſtoire par ce trait, qui fait un honneur infini à M. le Baron de Caſtelet, & qui n'eſt pas moins flatteur pour M. Dupuy.

Nous ne pouvons cependant nous diſpenſer de faire remarquer l'étrange embarras du Journaliſte de Médecine, dans l'affaire préſente. Il veut prendre la défenſe de M. de la Porcherie, contre M. de Chévy, Médecin des Etats de

Bretagne ; & , après avoir tranfcrit une lettre de ce dernier, qui écrafe le fieur de la Porcherie (*r*), le Journalifte fe contente de dire que , comme M. de Chévy *défigure l'Obfervation de M. Dupuy, pour y répondre avec plus d'avantage, & que d'ailleurs il fe montre , malgré tous fes titres, peu inftruit en Médecine, il fe croit difpenfé d'en rien extraire* (*s*).

Voilà qui eft admirable : le Journalifte fe porte pour apologifte d'une Obfervation défigurée, & il n'extrait pas un feul mot de l'écrit qui la défigure. Il croit répondre victorieufement à tout, en difant que l'Auteur *fe montre peu inftruit en Médecine.* Peut-on faire une apologie plus courte, plus folide, plus lumineufe & plus honnête ?

Après la lettre de M. de Chévy, le Journalifte en tranfcrit une du fieur de Péronne, qui certifie avoir été guéri d'une maladie défefpérée, par trois cents prifes de la Poudre : ce nombre étonne le Journalifte, & il s'écrie avec furprife : *Quel eft le malade qui, dans le cours d'une maladie, prendroit trois cents purgations qui lui feroient prefcrites par un Médecin* (*t*)? Nous ne pouvons deviner le fens de cette phrafe. Si le Journalifte prétend répandre des doutes fur l'exactitude du fieur de Péronne, c'eft une injure

---

(*r*) Cette Lettre eft du 27 Mars 1764.
(*s*) Journal de Médecine, Tome 20, page 534.
(*t*) *Ibid.* page 539.

auffi

auffi déplacée qu'inutile. On ne nie pas des faits de cette nature, qu'on n'ait de bons garans. Si le Journalifte prétend blâmer la conduite du fieur de Péronne, & perfuader qu'il a trop pris de purgations, nous conviendrons avec lui qu'il n'y a ni malade ni homme bien portant, qui pût réfifter à trois cents purgations ordinaires. Mais la fanté du fieur de Péronne, rétablie par trois cents prifes de la Poudre, convaincra tout homme impartial de l'énorme différence qui diftingue la Poudre d'Ailhaud, des purgatifs ordinaires. C'eft tout ce que l'on peut conclure de la furprife du Journalifte. Le fieur de Péronne ajoute que, depuis fa guérifon arrivée, il a eu, dans l'efpace de fix ans, *diverfes autres maladies, comme fluxion de poitrine, & fauffe pleuréfie, toutes guéries par le fecours de ladite Poudre.* Pour tout commentaire à cette allégation, l'agréable & badin Journalifte remarque judicieufement que *la Poudre, en rétabliffant la fanté, a auffi le privilége d'apprendre à connoître les maladies.* Il eft à préfumer qu'en guériffant fes malades, le Journalifte leur donne à tous un Brevet de fanté, au moins pour fix ans ; fans quoi, la fine plaifanterie qu'il place ici, lui feroit plus de tort que de profit.

Enfin, le Journalifte tranfcrit la déclaration de Robert ; &, juftement indigné d'être forcé d'avilir fa plume jufques fur *un traîncur, un malheureux, un miférable gagne-denier (u)*, la patience lui échappe, & dans fon émotion, il fe livre à tous les écarts d'une imagination troublée.

1° Il fait un crime à Robert d'avoir attribué la maladie de fa femme à l'imprudence qu'elle eut de laver du linge, deux ou trois jours après une fauffe couche. Ce n'eft pas fans doute l'exactitude des conjectures de Robert, que le Journalifte contefte ; car le fieur Dupuy affure, tout comme Robert, que Louife Lené *étoit retombée* le 28 Juillet, *pour avoir lavé la veille*; que *les tranchées avoient reparu; qu'elles étoient vives,* &c. (x) Mais ce qui révolte, avec raifon, le Journalifte, c'eft l'attentat de ce *malheureux*, qui, fous prétexte qu'il eft mari, s'avife de phi-lofopher fur la maladie de fa femme, &, qui plus eft, de raifonner jufte. Où en feroit la Mé-decine, fi de tels crimes demeuroient impunis ?

2° Le Journalifte fe récrie encore contre la déclaration de Robert, parce qu'elle caractérife la maladie de Louife Lené *d'inflammation dans le bas-ventre,* & de dépôt. Entreprife inouïe qui tendroit à la ruine prochaine de la Médecine, fi

---

(u). Ce font les baffes épithètes par lefquelles le Jour-nalifte défigne Robert, & foulage fon indignation contre lui. On devineroit aifément quelle eft l'Académie dans laquelle le Journalifte a trouvé des modèles d'un fi noble langage. C'eft un beau talent que celui de rencontrer au befoin des expreffions fi délicates & fi bien choifies.

(x) Journal de Médecine, Tome 19, page 507.

l'on toléroit qu'un *misérable gagne-denier* usurpât le sacré jargon de la Faculté, & racontât en bons termes l'espèce de maladie dont sa femme est morte ! Pour prévenir la contagion d'un si dangereux exemple, & couvrir son auteur d'une éternelle confusion, il falloit dire que Robert étoit un aveugle, & qu'il ne sçavoit ce qu'il disoit. Le Journaliste rend cette idée d'une maniere intéressante, en assurant que *trois Médecins & un Chirurgien, chargés juridiquement de faire l'ouverture du cadavre, n'ont pas eu le talent* de reconnoître cette inflammation & ce dépôt (y). Il est évident que le Journaliste ne garantit point cette remarque au Public, qui sçait lire & écrire, mais seulement à Robert, qui ne sçait ni l'un ni l'autre. Car l'un des trois Médecins assistans à l'ouverture du cadavre, & principal acteur dans toute l'histoire, le sieur Dupuy parle plusieurs fois, dans sa relation, des *tranchées* de Louise Lené ; & le procès-verbal des quatre opérateurs fait une mention expresse des *irritations & vives douleurs intérieures* de la défunte. Voilà, ce me semble, *l'inflammation* assez reconnue par ces Messieurs. Quant au *dépôt*, on le trouve disertement reconnu & invinciblement constaté dans le détail que fait le procès-verbal, *des sérosités très-sanguinolentes, dont toute la capacité* (de l'abdomen)

(y) Journal de Médecine, Tome 20, page 539.

étoit remplie ... de ce coagulum d'un sang noir, qui remplissoit toute la capacité du bassin, & s'étendoit même aux parties latérales des régions iliaques (χ). Mais, comme il étoit nécessaire d'humilier ce *misérable gagne-denier*, le Journaliste a cru, qu'en faveur du motif, il pouvoit s'élever au-dessus des règles ordinaires, & dire de ses confreres de la Rochelle, qu'ils n'avoient pas eu *le talent de reconnoître* une inflammation & un dépôt, dont ils avoient cependant donné une description si complette. Le Journaliste pouvoit-il s'y prendre plus heureusement, pour la confusion de Robert, & pour sa propre gloire ?

Enfin, le Journaliste s'emporte presque, & ne se possede plus, lorsqu'il trouve dans la déclaration de Robert, que *ce malheureux, qui ne sçait ni lire ni écrire*, s'avise de *décider qu'une prise d'un purgatif drastique n'a pas occasionné la mort de sa femme* (a). Il faut l'avouer, c'est ici le plus grand des attentats de Robert, & nous n'entreprendrons pas de le justifier. Nous conviendrons que ce téméraire mari ne s'est pas contenté de faire une fausse relation de ce qui a occasionné la maladie de sa femme, & de caractériser l'espece de cette maladie ; il a osé encore avancer qu'une prise de la Poudre

______

(χ) Journal de Médecine, Tome 19, page 507.
(a) *Ibid.* Tome 20, page 540.

d'Ailhaud, avalée par fa femme, n'eft point ce qui lui a caufé la mort. Il a fait plus : il a prétendu prouver fa décifion, en affurant *que, premier d'avoir pris cette Poudre, Louife Lené fouffroit des douleurs fi exceffives & fi violentes, qu'il la croyoit morte à chaque inftant.* Pitoyable raifon ! comme fi un mari *qui ne fçait ni lire ni écrire,* pouvoit décider que fa femme fouffre *des douleurs exceffives & violentes;* comme fi, en fuppofant que ces douleurs fubfiftoient même avant l'ufage de la Poudre, au point de faire regarder la malade *comme morte à chaque inftant,* ce même mari pouvoit prononcer dans fon ignorance, que la Poudre avalée dans ces circonftances défefpérées, n'avoit caufé ni les vives douleurs antérieures, ni la mort qui s'étoit enfuivie.

Les torts de Robert font donc évidens & énormes. 1° En ce que fa déclaration renferme la relation d'un fait qui doit être réfervée exclufivement à la Médecine. 2° En ce que cette relation eft exacte, & faite en termes de l'Art. 3° En ce que Robert a voulu juftifier la Poudre d'Ailhaud d'un crime dont plufieurs Médecins l'avoient chargée. 4° En ce que Robert ne fçait ni lire ni écrire. Il eft donc inévitable d'abandonner la caufe de Robert, & de foufcrire à la cenfure qu'en fait le Journalifte. Cette admirable cenfure eft évidemment à l'abri de toute critique, parce que le Journalifte eft un Docteur-Régent, membre de plusieurs Académies, sçavant par état, sçachant lire & écrire, &c. Qui pourroit balancer entre le parti d'un Robert qui raisonne juste, quoiqu'il ne sçache ni lire ni écrire, & celui d'un Journaliste fameux, qui réunit quelquefois le talent de bien raisonner à celui de bien écrire ?

Passons à l'Observation de M. Roussin, Docteur en Médecine, & aggrégé au Collége des Médecins de Rennes. Nous ne pouvons revenir de la surprise que cause nécessairement à tout esprit vrai la vue du faux avancé sans pudeur, par des gens décorés d'une profession honorable. Telle est l'observation du sieur Roussin, & de quelques autres dont nous avons à rendre compte. On pourra juger par ces échantillons, du degré de confiance qué mérite cette foule d'observateurs, qui, pour décrier la Poudre, sont obligés de recourir aux armes de la calomnie. Nous allons transcrire l'observation du sieur Roussin, telle qu'elle est insérée dans le Journal de Médecine (b). « M. Therié, (c'est une faute d'orthographe, il falloit dire Texier,) » Curé de la Paröisse de S. George, âgé de » trente-six à trente-huit ans, d'un tempéra- » ment vif & sanguin, éprouvoit, depuis » quelque temps, de légers accès de goutte, » mais qui ne venoient qu'à des intervalles

____

(b) Journal de Médecine, Tome 19, page 581.

» très-longs. Ayant fenti , pendant quelque
» temps, du dégoût, & un mal-aife confidé-
» rable, un de fes confreres l'engagea à pren-
» dre une dofe de Poudre d'Ailhaud. Peu de
» temps après qu'il l'eut avalée, elle commença
» à le purger *violemment*. Il fe félicita d'abord
» de cet effet ; mais *les douleurs vives , l'ardeur*
» *& le feu* qu'il fentit dans fes entrailles , lui
» firent connoître, quoiqu'un peu tard , qu'il
» étoit la victime de fa complaifance. Ces éva-
» cuations étant arrêtées au bout de vingt-
» quatre heures, la fiévre s'alluma avec des re-
» doublemens irréguliers ; la refpiration devint
» difficile & entre-coupée , le malade éprouva
» une ardeur confidérable dans toute l'étendue
» de la poitrine ; & il ne pouvoit pas y faire
» la moindre impreffion , fans reffentir des dou-
» leurs très-vives. Il furvint un crachement de
» fang, du trois au quatre ; & ce ne fut que
» le quatorzieme jour qu'on parvint, à force de
» remèdes , à arrêter les progrès du mal. Le
» malade fut long-temps à fe rétablir ; & ,
» quoiqu'il ait recouvré fa fanté, *fes accès de*
» *goutte font devenus plus fréquens ;* & , depuis
» ce temps-là, il eft fujet à des éruptions dar-
» treufes , qui fuppurent quelquefois, & dont
» il ne fe délivre que par le fecours des re-
» mè les adminiftrés avec méthode. »

Pour apprécier le mérite de cette Obfervation , il faut entendre M. Texier lui-même , qui

en eſt le ſujet. Voici comme il s'exprime dans une Lettre envoyée au Journaliſte de Médecine.

« Rien ne m'a plus ſupris que de voir mon » nom dans le Journal de Médecine, ſans nulle » participation de ma part.

» Je ne puis me diſpenſer d'atteſter que la » Poudre de M. d'Ailhaud n'a pas fait ſur moi » les effets qu'on annonce.

» Depuis pluſieurs années, j'avois à la lèvre » ſupérieure une éruption dartreuſe ; on me » conſeilla l'uſage d'une pommade (c), qui ren- » voya l'humeur.

» Je ne fus pas long-temps ſans en reſſentir » de grandes incommodités : il me vint un dé- » goût général, un mal-aiſe conſidérable, des » palpitations de cœur, des envies de vomir, » qui m'annonçoient une maladie ſérieuſe.

» En cet état, un de mes amis me conſeilla » l'uſage de la Poudre de M. Ailhaud. Je n'en » pris qu'une ſeule doſe, qui me purgea *ſans* » *douleur ;* néanmoins la maladie qui avoit déja » fait de grands progrès, continua & dégénéra » en fluxion de poitrine, maladie que j'avois » eſſuyée deux autres fois dans les années pré- » cédentes : je ne me trouvai mieux que lorſ-

---

(c) Le Journaliſte de Médecine, qui tranſcrit cette Let-tre, dit une *Poudre* , au lieu d'une *Pommade.* Seroit-ce que ſon animoſité contre la Poudre d'Ailhaud lui a tellement troublé la vue, qu'il croit rencontrer à chaque pas cet objet odieux ?

» que l'humeur reparut, & reprit son siége or-
» dinaire. J'ai depuis conseillé l'usage de la Pou-
» dre à plusieurs, *qui n'en ont éprouvé que de*
» *très bons effets*, ce que je certifie véritable.
» A Rennes, ce 10 Janvier 1764. *Signé*, L.
» M. Texier, Curé de S. George. »

Il est inutile de commenter cette lettre. On
ne peut donner un démenti plus formel, qu'en
assurant que *la Poudre d'Ailhaud n'a pas fait*
sur moi les effets qu'on annonce; & comment
concilier le témoignage du malade qui se dit
purgé *sans douleur*, avec celui du Médecin qui
le dit purgé *violemment?* Le Journaliste de Médecine ne prononce pas sur cette évidente contradiction, & se contente de remarquer que,
malgré les bons effets de la Poudre d'Ailhaud,
le mal de M. Texier *fit des progrès; qu'il éprouva*
une fluxion de poitrine, qui ne fut guérie que
lorsque l'humeur dartreuse parut au dehors. Remarque bien inutile, puisque M. Texier lui-
même l'avoit faite avant le Journaliste. Et d'ailleurs que prouve-t-elle contre la Poudre d'Ailhaud? Prétend-on anéantir *ses bons effets*,
parce qu'une seule dose n'a pas arrêté sur le
champ une maladie considérable, *qui avoit*
déja fait de grands progrès? Quelle absurdité !

La lettre de M. Texier ne relève pas toutes
les faussetés de l'Observation du sieur Roussin.
M. de Chevy, Médecin des Etats de Bretagne,
en fait le supplément de la maniere qui suit.

« J'ajouterai, Monfieur, que M. Texier...

» m'a attefté n'avoir jamais reffenti aucune atta-

» que de goutte ; & que, s'étant livré aux foins

» de la Faculté, dans une fluxion de poitrine,

» maladie qui lui eft familiere, & qu'il n'attri-

» bue qu'aux pénibles exercices auxquels fon

» miniftère, en qualité de Curé, l'oblige ; que

» ces Meffieurs, dis-je, voulurent lui perfua-

» der que le mal des pieds, pour y avoir été

» faigné, étoit la goutte que le reméde violent

» & corrofif, &c. (les Poudres) lui avoient

» occafionné. *Nota*, qu'il y a de cela trois ou

» quatre ans : il en a perdu l'époque, parce

» que jamais, dit-il, je ne me fuffe attendu que

» l'ont m'eût, par la fuite, forcé à m'en reffou-

» venir. Certains ménagemens, eu égard à la

» place qu'il occupe, & au défintéreffement de

» fon Médecin, l'ont empêché de renfermer

» dans fon Certificat tout ce que je cite, m'en

» laiffant le foin. »

Voici la remarque du Journalifte de Médecine fur ce fupplément à la lettre de M. Texier.

« Ce Prêtre fent des douleurs aux pieds ; un

» Médecin éclairé lui dit que c'eft la goutte : il

» aime mieux en croire un empyrique fans ta-

» lens, qui l'affure que c'eft l'effet des fai-

» gnées qu'on lui a faites. » Il fera bientôt difficile de décider qui, du fieur Rouffin, ou du
Journalifte, eft le plus ennemi de la vérité. Le
premier commence par attribuer à M. Texier *de*

légers accès de goutte, qui *ne venoient qu'à des intervalles très-longs*, & qui, depuis la dofe de Poudre, *font devenus plus fréquens.* M. Texier le défavoue en atteftant lui-même *n'avoir jamais reffenti aucune attaque de goutte* ; & il donne la preuve, par l'embarras où il eft de fixer l'époque d'une douleur paffagere aux pieds, dont il ne fe fût jamais attendu qu'on l'eût forcé à fe reffouvenir. Là-deffus le Journalifte de Médecine prend la parole ; &, confondant M. Texier avec M. de Chévy, il met les difcours du premier dans la bouche du dernier, pour pouvoir décharger fur celui-ci une partie de fa bile. Il fuppofe que c'eft M. de Chévy qui a perfuadé à M. le Curé de Saint-George, que fon mal aux pieds n'étoit point la goutte, mais feulement *l'effet des faignées qu'on lui a faites ;* fur quoi il l'appelle *un empyrique fans talens.* Mais M. de Chévy n'eft ici que l'Hiftorien des difcours de M. le Curé de S. George. *M. Texier,* dit-il, *m'a attefté n'avoir jamais reffenti aucune attaque de goutte.* Il m'a attefté encore *que ces Meffieurs* (de la Faculté) *voulurent lui perfuader que le mal des pieds, pour y avoir été faigné, étoit la goutte,* &c. Il n'eft pas queftion en tout cela, de l'avis de M. de Chévy : il fe borne à raconter ce que *certains ménagemens* de M. le Curé de S. George *l'ont empêché de renfermer dans fon Certificat.* C'eft toujours M. Texier qui *attefte,* & non M. de

Chévy qui *décide*, qui prononce. Que dirons-nous donc de cette phrase du Journaliste ! M. Texier *sent des douleurs aux pieds : un Médecin éclairé lui dit que c'est la goutte ; il aime mieux en croire un empyrique sans talens, qui l'assure que c'est l'effet des saignées qu'on lui a faites.* Nous n'en dirons rien ; mais nous demanderons seulement si un Ecrivain qui chérit son honneur, & qui respecte les lois de l'équité, peut permettre de tels écarts à sa plume, & traiter *d'empyrique sans talens*, un Confrere qui n'est ici que simple Historien d'un fait non contesté ? Il faut que le Journaliste ait de grands motifs de compter sur l'indulgence du public, pour se flatter qu'on lui pardonnera de telles licences.

Qu'on me permette une petite digression. Je trouve la plus parfaite ressemblance de conduite entre le Journaliste de Médecine, par rapport à la Poudre d'Ailhaud, & MM. les Commissaires de la Faculté de Paris, par rapport à l'inoculation. Cette remarque démontrera de plus en plus que l'esprit de parti, quand on s'y livre, ne permet pas d'appercevoir la poutre qu'on a devant les yeux, tandis qu'on distingue subtilement la paille qui couvre l'œil de nos freres.

En effet, le Journaliste de Médecine avoit communiqué à MM. les Commissaires de la Faculté de Paris, ses Confreres, l'histoire de l'inoculation du fils de M. d'Héricourt, Intendant de la Marine , *comme une preuve de la bénignité de la petite-vérole artificielle (d)* ; mais toute histoire favorable à l'inoculation déplaisoit autant à MM. les Commissaires, que les traits favorables à la Poudre d'Ailhaud ont déplu au Journaliste.

Cependant MM. les Commissaires ne pouvoient se dispenser de rendre compte de l'Observation du Journaliste ; ils le firent dans une assemblée où l'observateur lui-même étoit présent ; &, sans s'épouvanter de ce qu'il pourroit dire, ils défigurerent tellement son Observation, que M. de l'Epine en prit occasion de s'écrier : *A moins d'être mortelle, qu'a donc de plus affreux la petite-vérole naturelle ?* Le Journaliste étonné *protesta* sur le champ *contre l'inexactitude* des faits : on lui promit de les rectifier, mais on n'en fit rien ; & le Journaliste crut *devoir au Public, à la Faculté, & à lui-même, de rendre son Mémoire public, afin de rassurer les personnes que ces tableaux défigurés pourroient avoir effrayées (e)*.

L'application est aisée à faire. MM. Dupuy & Roussin, animés du même esprit que MM. les Commissaires, ont fait *des tableaux défigurés* de la Poudre d'Ailhaud, & les ont consignés dans le Journal de Médecine. A peine ses tableaux ont vu le jour, que Robert & M. Texier ont

---

(d) Gazette Littéraire du Mercredi 13 Mars 1765.
(e) *Ibid.*

réclamé contre l'inexactitude des faits qui les concernoient , & ont fait pour la Poudre d'Ailhaud, ce que le Journaliste avoit fait pour l'inoculation ; mais ils ont été moins heureux que lui. Le Journaliste trouva dans MM. les Auteurs de la Gazette littéraire, de zélés & prompts défenseurs de la vérité. Ils prêterent leurs voix au Journaliste, pour porter sa réclamation partout où s'est étendue la Gazette littéraire, & publierent, le 13 Mars 1765, la lettre de ce Docteur, datée du 6 Mars précédent. Ce n'est pas ainsi que le Journaliste accueillit les réclamations de M. Texier, & de Robert, qui lui furent adressées. Elles lui firent si mal au cœur, qu'il n'eut la force de les publier qu'après plusieurs mois ; &, lorsqu'enfin il prit sur lui de faire ce généreux effort, ce ne fut pas pour joindre sa voix à celle des réclamateurs, mais à celle des calomniateurs de la Poudre, & pour faire de son chef avec eux, *des tableaux défigurés*. On en a vu les preuves, & nous ne les répétons pas. Qu'eût-il dit, si, par impossible, MM. les Auteurs de la Gazette littéraire, se déclarant en faveur de MM. les Commissaires, avoient fait à sa réclamation le même traitement qu'il a fait à celles de M. Texier & de Robert ? si, pour donner du poids à leur suffrage, ils avoient apostrophé le Journaliste aussi vivement, aussi indécemment, qu'il a apostrophé M. de Chévy son Confrere, & le pauvre

Robert ? ſi M. de l'Epine n'avoit répondu à ſes plaintes, qu'en le traitant *d'empyrique ſans talens*, & en l'honorant de quelques épithètes équivalentes à celles de *malheureux* & de *miſérable gagne-denier* ? C'eſt à l'amour-propre du Journaliſte que nous faiſons ces queſtions, & nous ſommes certains qu'il n'eût pas reſté muet. Sa réponſe doit lui deſſiller les yeux ſur l'injuſtice & l'aveuglement de ſa conduite, par rapport à la Poudre d'Ailhaud. S'il s'aviſe de ſoutenir que le parallèle n'eſt pas exact, & qu'il y a des différences d'un cas à l'autre, nous nous engageons à démontrer qu'elles ſont à ſon déſavantage.

Le Journal de Médecine n'eſt pas épuiſé. Nous trouvons, en le ſuivant, l'extrait d'une *Lettre de M. Lamoulere*, Chirurgien à Sainte-Colombe, près d'Agen (ƒ), digne des mêmes éloges que nous avons donnés à la véracité des ſieurs Dupuy & Rouſſin. Ce Chirurgien, n'ayant point de mauvais effets à imputer à la Poudre d'Ailhaud, veut lui enlever quelques-uns des bons effets qu'on lui attribue. Il fait pour cela des Obſervations ſur une lettre de M. le Marquis de Carboneau, Chevalier de Saint-Louis, inſérée dans un des Recueils de M. Ailhaud. « Le » Curé dont il eſt fait mention à la page 80, » dit M. Lamoulere, eſt un de mes parens,

____

(ƒ) Journal de Médecine, Tome 20, page 540.

» Curé à Fontarède ; *il s'en faut de beaucoup*
» *qu'il soit dans un meilleur état aujourd'hui ,*
» *qu'avant de prendre la Poudre :* dans les plus
» vives chaleurs de l'été, comme dans l'hiver,
» il éprouve, dans tout un côté, un froid ſi
» fort, qu'il eſt obligé d'avoir recours à l'art,
» pour recouvrer une chaleur que la Nature lui
» refuſe. »

Nous interrompons l'extrait de la lettre de
M. Lamoulere, pour placer à côté de chaque
fait les lumieres propres à l'éclaircir. Par
rapport à celui-ci, nous n'avons beſoin que de
tranſcrire une lettre que M. le Curé de Fontarède a adreſſée au Journaliſte de Médecine,
auſſi-tôt qu'il a eu connoiſſance de l'Obſervation qui le regardoit. Nous eſpérons qu'à ſon
grand loiſir, le Journaliſte voudra bien publier
cette lettre ; elle eſt datée du 16 Novembre 1764.

« Le bien de l'humanité & la conſervation
» du genre humain m'obligent de vous prier
» d'inſérer dans votre premier Journal la vé-
» rité que je vous atteſte. Je n'ai jamais connu
» les Meſſieurs d'Ailhaud ; je ne leur ai jamais
» écrit, ni reçu aucune de leurs lettres. Je me
» trouvai derniérement à Montagnac, Paroiſſe
» joignante à la mienne, & où je me rends
» ſouvent pour les beſoins ſpirituels de la Pa-
» roiſſe. Un Bourgeois vint me joindre en riant ;
» il tâta mon pouls ; il regarda mon viſage

» rouge & frais, & me dit qu'il étoit bien fur-
» pris qu'avec un fi bon pouls, & un vifage
» vermeil, je fuffe malade. Je lui demandai
» s'il fe moquoit de moi, ou s'il vouloit fe di-
» vertir, m'ayant vu plufieurs fois à toute ex-
» trémité, & à préfent dans une parfaite fanté ;
» à quoi il me répondit qu'il venoit de lire dans
» le Journal de Médecine qu'il s'en falloit de
» beaucoup que je fuffe aujourd'hui dans un
» meilleur état qu'avant de prendre la Poudre
» d'Ailhaud. Il y avoit une troupe de Meffieurs
» qui, dans mes maladies, étoient venus fou-
» vent me vifiter, & avoient dit, en fe reti-
» rant, qu'ils ne me verroient plus en vie. On
» badina, on fe divertit ; mais je dis à ce Bour-
» geois que je ne croyois perfonne en état d'a-
» vancer ce qu'il me difoit ; il me dit qu'il me
» le feroit lire, & alla querir le Journal du mois
» de Juin 1764. Quelle fut ma furprife, & celle
» de ces Meffieurs, qui étoient avec moi ? Et
» qui auroit pu croire qu'un voifin & un parent,
» fe dit-il, eût pu avancer *un menfonge de cette*
» *efpèce ?* Qu'il foit cependant convaincu que,
» comme je n'ai jamais pris de fes remèdes, je
» n'aurois jamais recours à lui. Je paffe une
» partie de *fes fauffes* obfervations ; mais il eft
» dit, pages 140 & 141 de votre Journal : *le*
» *Curé dont il fait mention*, (M. le Marquis
» de Carbonneau) page 80, dit M. Lamoulere,
» *eft un de mes parens Curé de Fontarède ; il s'en*

» faut bien qu'il soit dans un meilleur état au-
» jourd'hui qu'avant de prendre la Poudre, &c.
» Que ne pourrois-je pas dire contre une telle
» fausseté ?

» J'ai été toujours d'une maigreur sans égale,
» toujours malade ou valétudinaire depuis plu-
» sieurs années, à toute extrémité trois fois
» l'an ; au commencement de l'hiver, aux mois
» de Mai & de Septembre : épuisé de forces &
» d'argent, résigné à la mort, on me parla des
» Poudres d'Ailhaud ; je lus le Traité de 1755
» sur l'origine des maladies. Je ne pus me re-
» fuser au juste raisonnement de l'Auteur. J'en-
» voyai querir d'abord un paquet à Agen, &
» le lendemain j'en pris une prise ; depuis ce
» tems-la, je n'ai pris d'autres remèdes, ni n'en
» prendrai ; &, à l'âge de soixante-trois ans,
» je jouis d'une meilleure santé que je n'aye fait
» pendant tout le cours de ma vie. Il est vrai
» que, depuis sept à huit ans, j'en ai pris deux
» cents prises, parce que je suis fort éloigné
» de ma Paroisse : souvent j'arrive dans mon
» Eglise glaciale tout ému & en sueur, ce qui
» a causé bien du dérangement dans ma santé ;
» mais il s'en faut plus des trois quarts qu'elles
» ne m'aient coûté ce qu'il m'en coûteroit pour
» les autres remèdes. Quel malheur pour moi
» de n'avoir pas connu cet excellent remède
» quarante ans auparavant ! J'aurois joui de la
» santé dont je jouis à présent ; & que n'aurois-je

» pas épargné ? J'ose donc, Monsieur, vous
» prier derechef, & espérer de votre charité,
» pour le bien de l'humanité, que vous vou-
» drez bien insérer cette lettre dans votre pre-
» mier Journal. »

   » J'ai l'honneur d'être très-respectueusement,
                 » Votre , &c.
          » Signé , *Besse de Larroquet*,
           » Curé de Fontarède.

» *A Fontarède , près d'Agen , le 16 Novem-*
» *bre 1764.* »

Nous ne faisons point de réflexions sur cette
premiere observation de M. Lamoulere. Il n'est
personne qui ne lui tienne compte *d'un men-*
songe de cette espèce , & d'une partie de ses fausses
observations, dont M. le Curé de Fontarède lui
fait grace. Voyons si la suite répond au début.

   « Je ne sçais, poursuit M. Lamoulere, quelle
» étoit la maladie dont M. de Carbonneau dit
» avoir été guéri ; mais je suis très - sûr que
» M. le Curé de Sainte-Colombe , qu'il cite
» comme ayant eu la même maladie, n'avoit,
» lorsqu'il s'est laissé persuader de prendre une
» prise de la Poudre, qu'une légere indisposition,
» qu'un peu de régime & une boisson délayante
» auroient guérie sûrement. »

Pour sçavoir à quoi nous en tenir sur cette
nouvelle observation, il faut la rapprocher de
la lettre de M. le Marquis de Carbonneau.
« Le Curé de cette Paroisse, dit-il, avoit le

» même mal d'eſtomac. Ennemi des Poudres
» d'Ailhaud qu'il frondoit .... il dit qu'il n'é-
» toit pas concevable que, y ayant autant
» d'eſprit parmi les hommes, ils n'euſſent trouvé,
» pluſieurs enſemble, un remède à tous maux,
» s'il eût été poſſible. Je lui demandai s'il y en
» avoit pluſieurs qui euſſent inventé la poudre,
» les canons, les mortiers & bombes, &c. Il
» fut contraint de céder, & d'en uſer enſuite
» ſept à huit mois après, & convint que le
» même jour il s'étoit ſenti rétabli ſans être
» tracaſſé ni rebuté, comme il l'avoit été par
» la médecine qu'il avoit priſe avant, ſans ſuc-
» cès. »

Nous doutons qu'on puiſſe appeler *une légère
indiſpoſition*, un mal d'eſtomac ſemblable à celui de M. le Marquis de Carbonneau, accom-
pagné *d'envies de vomir ſans le pouvoir*, & pendant lequel on ne peut *ni manger ni dormir* (g).
Mais, ſans inſiſter ſur l'entiere partie des ſymp-
tômes que M. le Marquis de Carbonneau ne
compare pas en détail, peut-on qualifier de
légère indiſpoſition, un mal d'eſtomac, pour
lequel, au bout de *ſept ou huit mois*, M. le
Curé de Sainte-Colombe eſt obligé *d'uſer* de la
Poudre d'Ailhaud, n'ayant pu le vaincre par les

(g) Voyez la Lettre de M. le Marquis de Carbonneau,
du 26 Juin 1762, dans le III. Recueil des Guériſons,
page 233.

remèdes ordinaires *qu'il avoit pris avant sans succès ?* & y a-t-il seulement de la vraisemblance à dire *qu'un peu de régime & une boisson délayante auroient guéri sûrement* un mal si rebelle & si opiniâtre ?

« Quant à cette pauvre fille sans ressource,
» continue M. Lamoulere, acccablée par la
» fiévre, nous observerons à son sujet, que les
» fiévres intermittentes dont font attaqués, dans
» le printems & l'automne, les habitans de ce
» pays, cedent aisément à des remèdes très-sim-
» ples, & pourroient être guéries par le régime
» seul, s'il étoit possible d'y astreindre les ma-
» lades. C'est donc sans fondement que l'on
» vetu persuader au public que cette guérison
» est un prodige remarquable. »

Voici la narration de M. le Marquis de Carbonneau : « Une pauvre fille, sans ressource,
» mendiant son pain, accablée par la fiévre
» *depuis deux à trois mois, n'en pouvant plus ;*
» j'apprends son état par le Vicaire.... je don-
» nai deux prises : la premiere resta dix heures
» sans opérer, & la purgea toute la nuit ; on
» lui donna la seconde le lendemain, qui la
» purgea parfaitement, & arrêta la fiévre. Qua-
» tre jours après, on la vit à la fête votive
» de la Nexe, à demi-lieue de chez elle, men-
» diant son pain : ce font des faits connns de
» toute cette Paroisse qui est fort bien habitée. »

Croira qui voudra, sur la parole de M. La-

moulere, qu'une fiévre *de deux ou trois mois* eſt
à ce terme une de ces fiévres *qui cedent aiſément
à des remèdes très-ſimples*, & dont la guériſon
opérée en deux jours, n'a rien de *remarquable.*
Pour moi, je ne puis m'empêcher de croire que
M. Lamoulere lui-même ſe fût fait grand honneur de cette guériſon, ſi le remède qui l'a pro-
curée fût ſorti de ſes mains. Et de bonne foi,
pour effacer le merveilleux qu'on attribue à la
Poudre, falloit-il choiſir une guériſon qui frappe,
par ſa promptitude, les eſprits les moins pré-
venus en faveur de ce remède ? Qu'on mette
entre les mains de toute la Faculté aſſemblée,
*une pauvre fille ſans reſſource, accablée par la
fiévre depuis deux à trois mois, n'en pouvant plus ;*
& qu'on diſe à ces Meſſieurs qu'il faut la guérir
radicalement de la fiévre en deux jours, & la
mettre en état d'aller *dans quatre jours* men-
dier ſon pain, *à demi-lieue de chez elle* : qu'on
décide à la pluralité des voix, non ſi cette guériſon eſt phyſiquement poſſible, mais ſi elle eſt
vraiſemblable, & ſi on peut moralement l'eſ-
pérer dans un terme ſi court. M. Lamoulere
croit-il que le grand nombre des voix ſera pour
l'affirmative ? &, s'il eſt perſuadé du contraire,
comme nous le préſumons de ſes lumieres & de
ſon expérience, comment oſe-t-il dire que *c'eſt
ſans fondement que l'on veut perſuader au public
que cette guériſon eſt un prodige remarquable ?*

　　Après tout, nous ne prétendons pas que toutes

les guérifons rapportées dans les Recueils de M. Ailhaud tiennent du miracle : il y en a plu-fieurs fans doute que les remèdes ordinaires auroient pu procurer : mais, outre que ces gué-rifons communes prouvent au moins que la Poudre d'Ailhaud vaut autant que les remèdes ordinaires , il faudroit être de bien mauvaife foi pour défavouer qu'il s'y en trouve un très-grand nombre, dont la plus fçavante médecine n'oferoit peut-être fe flatter de venir à bout, dont elle fe glorifieroit avec jufte raifon , fi elle les avoit opérées , & dont on ne lit le détail qu'avec admiration & étonnement. Entreprendre de détruire ces dernieres , & d'en effacer l'im-preffion, c'eft manquer d'équité ; mais, choifir pour les matériaux d'une telle entreprife, l'hif-toire d'une guérifon dont la Faculté affemblée ne voudroit pas fe charger, c'eft affurément manquer de jugement ; & c'eft le cas du fieur Lamoulere.

Ce faifeur d'obfervations termine fa lettre en difant : « Telles font les guérifons furprenantes » que la Poudre d'Ailhaud a opérées dans ce » canton : tels font les malades qu'elle a re-» tirés du tombeau. Ne fuis-je pas en droit de » douter de tous les autres effets qu'on leur at-» tribue, dès qu'ils ne font obfervés que par » des perfonnes fans principes & fans lumieres » dans l'art de conferver & de rétablir la » fanté ? »

Oui, sans doute, nous regardons la guérison de M. le Curé de Fontarède, & de cette pauvre fille, comme *deux guérisons surprenantes*; & nous mettons celle de M. le Curé de Sainte-Colombe, au rang de celles dont la Médecine ordinaire se feroit honneur. Qu'on juge des autres par celles-là; nous y consentons. Dès qu'on ne pourra les combattre que par de faux exposés, comme l'a été la guérison de M. le Curé de Fontarède, ou par des absurdités qui révoltent le sens commun, comme celles de M. le Curé de Sainte-Colombe & de cette pauvre fille, il sera toujours vrai de dire que la Poudre d'Ailhaud aura opéré des prodiges jusqu'alors inconnus à la Médecine; & il n'y a pas grande apparence que ceux qui voudront les contester, fassent fortune dans le monde. Nous ne présumons pas que le sieur Lamoulere ose s'y montrer de nouveau. L'humiliant démenti qu'il s'est attiré, pour la premiere fois qu'il paroit, de la part d'un Curé qu'il dit son parent, & sur les reproches duquel il n'a eu ni le courage, ni les moyens de se justifier, réduiroit au silence l'Ecrivain le plus effronté. Nous sommes fâchés de ne le connoître que par un endroit si vil & si méprisable (*h*).

______

(*h*) La Lettre de M. le Marquis de Carbonneau, contredite par M. Lamoulere, est la premiere des deux Lettres dont nous avons parlé aux pages 43 & 44, comme ayant été querellées par les adversaires de M. Ailhaud. Nous croyons avoir rempli l'engagement que nous avons pris de la justifier.

M.

M. Delamaziere, Médecin de Poitiers, est le dernier Observateur dont le Journal de Médecine ait publié les sçavantes recherches contre la Poudre. Sa lettre vient immédiatement après celle de M. Lamoulere, comme pour continuer la chaîne des faussetés dont ce volume particulier du Journal est rempli (i). Avant que de parler des Observations, il faut nous arrêter un instant sur le préliminaire qui les précède.

Ce Docteur, dont nous n'avons dit qu'un mot à la page 55, parce qu'il n'avoit dit lui-même qu'un mot en passant contre la Poudre, est revenu à la charge, & s'est voulu distinguer parmi les adversaires de ce remède, par une lettre *ad hoc*. Il entre en matiere, en assurant le Journaliste que les observations communiquées à son Journal, touchant les effets funestes des Poudres d'Aix, & le jugement qu'en a porté M. Vandermonde, *son illustre prédécesseur*, n'ont pas peu contribué à dissuader une partie de leurs panégyristes. Mais, comme il s'en trouve encore *quelques-uns* qui ne sont pas entiérement dissuadés, il prend la plume pour leur *faire connoître* la fausse idée qu'ils ont conçue de ce remède, & les engager à devenir dans la suite plus circonspects.

Il est heureux pour les adversaires de la Poudre, de se persuader que le nombre des partisans de ce remède diminue sensiblement, &

____

(i) Journal de Médecine, Tom. 20, pag. 542.

H

qu'il n'en reste plus que *quelques-uns*. Cette douce illusion les fait jouir des charmes de la victoire ; & il est vraisemblable que c'est dans la vue de cueillir les derniers lauriers, que M. Delamaziere entre en lice pour combattre le peu qui reste de panégyristes de la Poudre. Flatté, comme tant de Docteurs, de cet agréable songe, il s'écrie avec enthousiasme : « Que M. Ailhaud n'éclate » donc plus en invectives contre les Médecins Fran- » çois qui communiquent des Observations con- » traires à ses intérêts ! Les Médecins étrangers ne » lui sont pas plus favorables. » Rempli de cette idée, M. Delamaziere appelle à son secours ces *Médecins étrangers*, pour achever la défaite de M. Ailhaud ; & il se trouve que ces Médecins étrangers sont un, & que cet un, c'est M. Tissot (*k*).

______

(*k*) Outre M. Tissot, on pourroit encore compter l'Anonyme Italien, dont nous avons parlé ; mais M. Delamaziere n'en avoit aucune connoissance ; &, par rapport à lui, il est toujours vrai de dire que M. Tissot, tout seul, forme le Corps des *Médecins étrangers*.

Si nous ne craignions de déplaire à M. Delamaziere, nous citerions, en passant, *huit Médecins étrangers* de divers Royaumes, zélés partisans de la Poudre. Ils avoient parlé en faveur de ce Remède, avant que M. Tissot se déchaînât contre (*). Leur suffrage ne pourroit-il balancer dans l'esprit de M. Delamaziere, l'autorité solitaire de M. Tissot ? Et la voix de celui-ci seroit-elle, exclusivement aux autres, la voix de la *Médecine étrangère* ?

(*) Voyez le III & le IV Recueil des Guérisons. Dans le III, on trouve le nom de cinq Médecins Siciliens ; MM. Paul Léon, Pierre Récupero, François Leblanc, Martin Piscopo, J. B. Savoca. Dans le IV, celui de deux Médecins Allemands, & d'un Médecin *Espagnol* ; MM. Humbert, Helling, & Yzuriaga.

Lui ſeul ſe préſente pour aider M. Delamaziere dans le combat : néanmoins l'illuſion dure toûjours, & M. Delamaziere ne s'éveille point encore. Foible par lui-même, il ſe revêt des armes de M. Tiſſot, décoche contre la Poudre trois phraſes ronflantes du docteur de Lauſanne, & croit voir M. Ailhaud abattu à ſes pieds. Cela ne lui ſuffit pas ; il veut voir toute ſa ſecte convaincue. Il revient en diligence des pays étrangers, & laiſſe M. Tiſſot pour ſe mettre ſous les drapeaux de M. Thiéry, & de M. Dupuy de la Porcherie. Il rêve avec eux que l'Eſpagne & la Moſcovie ont proſcrit la Poudre, ſous les peines les plus rigoureuſes ; & s'imagine voir la ſecte mourante, expirer en tous lieux ſous le coup mortel de cette proſcription. A ce moment, & pas plutôt, un nouvel enthouſiaſme ſaiſit notre Docteur. Il ſe détache de ſes maîtres pour combattre ſeul ; &, croyant n'avoir à faire qu'à des morts, ſa bravoure l'emporte, & lui fait faire des prodiges de valeur. Il tombe ſur les ennemis terraſſés, avec trois Obſervations aſſommantes, & triomphe de leur défaite, comme ſi elle eût été ſon ouvrage. . . . Pourquoi troubler une ſi douce erreur, & diſſiper l'enchantement d'un ſi beau ſonge ? Nous voudrions bien que tous les partiſans de la Poudre d'Ailhaud ſe fuſſent tenus dans le ſilence, pour ménager au ſieur Delamaziere la jouiſſance de ſes rêveries : nous n'aurions garde de faire le moindre bruit, de peur de l'interrompre. Mais il s'est trouvé malheureusement à ses côtés un homme trop ami du vrai, pour conniver au mensonge de son triomphe : il a élevé la voix pour répondre aux trois observations de notre Docteur ; &, ces observations n'ayant pas la vérité pour base, il n'a pas eté difficile de les détruire. Leur chute a dû dissiper le prestige, & arracher le sieur Delamaziere aux douceurs de son rêve. Historien de la Poudre, il est de mon plan de rendre compte des Observations du sieur Delamaziere, & des remarques de son Censeur. Je le ferai très-briévement.

La premiere observation regarde la fille du sieur Robineau, âgée d'environ onze à douze ans, d'un tempérament délicat, qui fut attaquée d'une fiévre intermittente, pour laquelle on fit usage des remèdes ordinaires. On ne fut pas apparemment content du succès, puisqu'on eut recours aux Poudres d'Aix. Deux prises qu'on fit avaler à la malade, en deux jours consécutifs, ne l'empêcherent pas de mourir le jour même de la seconde prise. Selon la rubrique, M. Delamaziere fait dire à la malade *qu'elle étoit empoisonnée* : le Médecin accourut, & ne put obvier aux accidens : *il demanda avec instance qu'il fût permis de faire l'ouverture du cadavre, ce qui lui fut refusé opiniâtrément* (1).

____

(1) Journal de Médecine, Tome 20, page 546.

La feconde obfervation regarde Madame Laurendeau, qui fut attaquée à la campagne, d'une
fiévre fynoque putride, dans le mois d'Août ou
de Septembre. On fit appeler deux fois le Médecin ordinaire de la maifon, *qui, par le grand
nombre d'occupations qu'il avoit, ne put s'abfenter.*
On eut recours à un autre, qui fut dans le
même cas ; &, pour comble de malheur, on
n'eut jamais la penfée de demander le fieur
Delamaziere, qui, dans fon grand loifir, auroit
pu voler au fecours de la malade. Dans cette
extrémité, M. Laurendeau *fe tourna du côté des
Poudres d'Aix, dont il avoit entendu dire des
merveilles (m).* Après deux prifes, la malade
parut foulagée, la fiévre ceffa, & Madame
Laurendeau entra en convalefcence. *Elle ne fe
ménagea pas pour-lors, autant que l'exigeoit fon
état ; elle accorda trop à fon appétit, faifant même
ufage de nourriture difficile à digérer. Par cette
mauvaife conduite . . . . on vit bientôt toute l'habitude du corps devenir œdémateùfe (n).* M. Delamaziere ne dit pas que Madame Laurendeau
prit alors des remèdes ordinaires : il affure même
que, *par une répugnance invincble, elle ne put
condefcendre à ce qu'on exigeoit d'elle.* On eut
donc recours une feconde fois aux Poudres
d'Aix : on lui en fit prendre plufieurs prifes ; &

(*m*) Journal de Médecine, Tom. 20, pag. 547.
(*n*) *Ibid.* page 548.

la narration de M. Delamaziere conduit à penfer que leur effet la conduifit au tombeau, dans
le commencement du mois de Janvier fuivant.

La troifieme obfervation regarde le Révérend
Pere Denis, Minime, qui, pour quelques légères indifpofitions, fe laiffa perfuader par un
de fes Confreres de prendre les Poudres d'Ailhaud. *Il eut la douleur de voir fon mal s'accroître de jour en jour : il s'opiniâtra néanmoins à
fuivre la théorie de M. Ailhaud, par l'affurance
que lui donna fon Confrere, d'une prompte guérifon. Les promeffes furent vaines. Ce religieux étant
arrivé à Poitiers, devint languiffant, quelques
mois après, tomba dans l'hydropifie afcite, dont
il eft mort, malgré l'adminiftration des remèdes les
mieux indiqués* (o).

Nous ne répondrons à ces trois obfervations
de M. Delamaziere, qu'en tranfcrivant une Lettre
de M. Supervielle, Directeur des Poftes de
Poitiers, qui redreffe les inexactitudes de l'obfervateur. Cette Lettre eft du 27 Février 1765,
dans le Ve Recueil des Guérifons.

A M. Afloud, à Avignon.

« J'ai fait paffer de vos imprimés à Meffieurs
» nos Médecins; il feroit à fouhaiter pour l'hu-
» manité qu'ils puffent les lire fans préjugé, &

(o) Journal de Médecine, Tom. 20, pag. 549.

» qu'ils fe rendiffent à vos folides raifonnemens :
» les hommes s'en trouveroient mieux , & ne
» languiroient pas auffi long-temps qu'ils le font
» entre leurs mains : il eft vrai que leurs profits
» ne feroient pas fi confidérables , s'ils vouloient
» feulement tolérer l'ufage des Poudres ; mais
» que ne font-ils pas pour les décrier ? Un de
» leurs malades meurt-il entre leurs mains ? ce
» font les Poudres qui l'ont tué , fans cependant
» qu'il en ait jamais ufé. Quelqu'un guérit-il par
» l'ufage des Poudres ? c'eft qu'il n'étoit pas
» malade , ou que fa maladie étoit une baga-
» telle. Voilà le langage de la plûpart de ces
» Meffieurs. On voit cependant tous les jours
» des malades languir entre leurs mains ; aban-
» donnés même de la Faculté , faire enfuite
» ufage des Poudres ; on leur voit reprendre
» toute leur fanté ; pour lors ils gardent le *tacet* ;
» il n'eft point queftion de l'efficacité & de la
» vertu des Poudres , mais des remèdes qu'ils
» leur ont ci-devant appliqués. Si quelqu'un , à
» l'extrémité & abandonné de fon Médecin ,
» prend des Poudres , & qu'il meure , ce font
» les Poudres qui l'ont empoifonné , quand il
» n'en auroit pris qu'une prife , fans réfléchir
» qu'ils ont employé pour lui toutes leurs ref-
» fources. Vous en avez un exemple dans les
» trois obfervations faites dans la Lettre du 22
» Janvier 1764 , écrite à M. Roux , Auteur du
» Journal de Médecine. Il eft vrai que Madame

H iv

» Laurendeau est morte après avoir fait usage
» de plusieurs prises des Poudres, mais elle ne
» commença à en prendre qu'après qu'on *l'eut*
» *épuisée par quantité de remèdes.* Son épuisement
» étoit si fort, qu'il ne lui permit pas de ressentir
» les effets merveilleux des Poudres, dont elle
» se seroit infailliblement bien trouvée, si elle
» eût commencé d'en prendre plutôt, & avant
» de se mettre entre les mains de son Médecin ;
» *c'est ce qui accable aujourd'hui de remords son*
» *mari.* La fille du sieur Robineau est morte
» aussi à la suite de deux prises de Poudre ;
» mais quand est-ce qu'on les lui fit prendre,
» sinon *après avoir épuisé son jeune & foible tem-*
» *pérament* par une quantité de remèdes ? *Je*
» *n'ai cependant jamais entendu murmurer* dans
» la famille de cette jeune fille touchant l'effet
» des Poudres, *& il n'a jamais été question de*
» *faire l'ouverture du cadavre.* C'est donc mal-
» à-propos qu'il en a été fait mention dans la
» premiere observation de la Lettre écrite à
» l'Auteur du Journal de Médecine. Quant au
» Pere Denis, Minime, *tous ses Confreres igno-*
» *rent qu'il ait fait usage des Poudres,* & m'ont
» assuré qu'il étoit arrivé à Poitiers dans un état
» très-languissant, dans l'espérance que le chan-
» gement d'air pourroit le rétablir ; mais tout
» fut inutile ; il paya le tribut à la nature, *sans*
» *qu'aucun de ses Confreres ait connoissance qu'il*
» *ait fait usage des Poudres.* Enfin, si c'est un

» poifon, comme on veut le perfuader dans la
» Lettre écrite à l'Auteur du Journal, le poifon
» feroit bien lent, du moins chez moi, puifque,
» depuis plus de fix ans que j'en fais ufage, à
» la fuite d'une maladie de plus de huit ans,
» qu'on caractérifoit de rhumatifme d'entrailles,
» qui m'occafionnoit des coliques d'eftomac des
» plus violentes, & que chaque accès, quoique
» très-fréquent, faifoit craindre pour mes jours,
» je fubfifte encore, & me porte très-bien de-
» puis que je fais ufage de vos Poudres; car,
» malgré tous les remèdes qu'on m'appliquoit,
» les eaux de Balaruc, de Cauterest & de
» Barèges, je n'ai trouvé aucun foulagement
» qu'après avoir quitté tous ces remèdes, &
» fait ufage des Poud es, à qui feules je
» dois mon entiere guérifon. Si l'Auteur de la
» Lettre paroît fi ennemi des Poudres, il n'en
» eft pas de même de la plûpart de fes Confre-
» res, qui m'ont fouvent dit fort prudemment:
» nous n'ordonnons pas les Poudres, parce que
» nous n'en connoiffons pas la compofition; &
» c'eft la même raifon qui nous empêche de les
» défapprouver chez ceux qui ont envie d'en faire
» ufage, avec d'autant plus de raifon, que nous
» voyons qu'elles produifent tous les jours de très-
» bons effets. Il faut donc conclure que l'expofé
» de l'Auteur de la Lettre n'eft qu'un préjugé, dont
» il reviendra lorfqu'il aura acquis plus d'expé-

H v

» rience, &c. Signé *Supervielle*, Directeur des
» Poftes. *A Poitiers, le 27 Février 1765.* »

Il ne nous refte plus qu'un Obfervateur à
paffer en revue. C'eft M. Pinot, Docteur de
Montpellier, Médecin du Roi à Bourbon-Lancy,
Intendant des Eaux, en furvivance, & Corref-
pondant de l'Académie de Dijon. Le Journal de
Médecine n'a point publié fes obfervations,
quoique très-dignes d'y occuper une place ; &
l'Auteur a été obligé de les faire imprimer lui-
même à Moulins, chez la veuve Faure, 1765,

Ces Obfervations, au nombre de trois, doivent prouver, felon l'Auteur, que la Poudre
d'Ailhaud eft un remède *empyrique, infidelle &*
dangereux. Pour conduire les lecteurs à cette conclufion, que M. Pinot croit démontrée, il attaque d'abord la Poudre fur l'arrogance de fon
titre de *Médecine univerfelle ;* fur l'infuffifance
des témoignages dont on l'appuie ; fur le caractère d'efprit de fes Auteurs, &c. Il trouve
par-tout des notes d'infamie contre la Poudre,
& il acheve d'en démontrer les dangers par trois
obfervations perfonnelles dont il fait le détail.

Quand cet écrit parut, j'avois beaucoup avancé
mon Difcours hiftorique ; & je me propofois
d'analyfer ici cet ouvrage, à la fuite des autres dont je viens de rendre compte. Mais
certaines raifons me déterminerent à m'en occuper fpécialement ; & j'en fis une réfutation

particuliere, qui fut imprimée à Carpentras, par Dominique-Gaspard Quenin, en 1767 (*p*).

Je n'entrerai point dans le détail de mes réponses à cet Ecrivain : je crois l'avoir suivi pas à pas ; & son silence me donne lieu de croire qu'il abandonne lui-même sa propre apologie (*q*). Il est difficile de fournir plus de matiere à une judicieuse critique, que j'en ai trouvé dans le petit Ecrit du sieur Pinot. Pour ne pas prolonger inutilement ce Discours historique, je prie mes lecteurs de recourir à la *Lettre critique* même. Ils se convaincront de l'exactitude du résumé que j'en ai fait en la terminant. Je me contente de transcrire ici ce morceau, pour donner une idée de mes réponses.

« Vous proscrivez la Poudre d'Ailhaud comme » un remède empyrique, infidelle & dangereux,

---

(*p*) La Brochure où se trouve cette réfutation, est intitulée : *Démêlé littéraire sur la Poudre d'Ailhaud, ou Recueil de plusieurs Ecrits intéressans pour & contre ce remède*. Les *Observations* de M. Pinot *sur les Poudres d'Ailhaud*, font le troisieme Ecrit de cette Collection ; la *Lettre critique* que je lui ai adressée sous le nom de *L'Ami des Malades*, est le cinquieme.

(*q*) L'annonce qui m'avoit été faite d'une réponse du sieur Pinot à ma *Lettre critique*, a suspendu jusqu'aujourd'hui l'impression de ce Discours historique. L'attente d'un nouvel écrit du sieur Pinot, m'engageoit à différer, pour pouvoir ajouter à ce Discours les réflexions que la nouvelle production du sieur Pinot m'auroit fait naître. Mais, comme après deux ans d'attente, rien ne paroît, j'ai lieu de croire que l'enfantement annoncé s'est terminé par un avortement, & ce seroit envain que j'attendrois d'avantage.

» 1º. Parce que son titre de *Médecine uni-*
» *verselle* vous a paru arrogant.

» 2ª. Parce que le Syſtême qui l'accompa-
» gne vous a paru ridicule.

» 3º. Parce que les Auteurs du remède vous
» ont paru très-mépriſables.

» 4º. Parce que leurs obſervations vous ont
» paru inſuffiſantes.

» 5º. Enfin, parce que vos obſervations con-
» traires vous ont paru complettes & démonſ-
» tratives.

» Voici ſur tout cela mon petit jugement :
» j'en ai donné d'avance les motifs, & je ne
» les répéterai pas.

» 1º. Vous n'avez attaqué par aucune raiſon
» ſolide, ni l'exiſtence, ni la poſſibilité d'une
» *Médecine univerſelle*, ni les raiſonnemens par
» leſquels M. d'Ailhaud établit l'une & l'autre ;
» comment avez-vous donc prouvé l'arrogance
» de ce titre ?

» 2º. Vous n'avez pas même attaqué un ſeul
» article du ſyſtême des MM. d'Ailhaud ; de
» quel droit vous êtes-vous aviſé de le taxer
» de *ridicule* ?

» 3º. MM. d'Ailhaud ont, par leur Re-
» mède & leurs Ecrits, mérité les éloges du
» Public, & les récompenſes du Roi ; par quelle
» fatalité ce même Remède & ces mêmes
» Ecrits leur attirent-ils vos blâmes & vos
» mépris ?

» 4° Vous avez attaqué l'insuffisance des
» Observations publiées par MM. d'Ailhaud ;
» mais, pour réussir dans cette attaque, il a
» fallu faire une fausse relation du nombre de
» ces Observations ; une autre fausse relation
» du nombre des Chirurgiens & Médecins
» approbateurs du Remède, &c. Comment
» avez-vous eu le courage de donner à vos
» adversaires une si belle matiere de triom-
» phe ?

» 5° Vous avez voulu balancer les Obser-
» vations de MM. d'Ailhaud, par les vôtres ;
» mais combien falloit-il que les ténèbres de
» votre prévention fussent épaisses, dès que
» vous n'avez pas vu tous vos Lecteurs prêts à
» vous siffler, en voyant le sérieux avec lequel
» vous apportez trois observations dans la ba-
» lance, (& quelles observations !) pour faire
» équilibre à un millier d'observations que
» MM. d'Ailhaud ont déja rassemblées ?

» Je termine mes remarques sur vos observa-
» tions, en disant toujours qu'elles font tout au
» moins frivoles, & tout au plus dignes de pi-
» tié. *Vana sunt, & opus risu dignum.* C'est m'en
» être assez occupé. »

Les *Observations* de M. Pinot ne font pas
son seul Ecrit sur la Poudre d'Ailhaud. A la
suite de celui-ci, il en fit imprimer un second,
intitulé : *Réponse à une Lettre insérée au livre du*

sieur Ailhaud, d'Aix en Provence (r). Pour mettre nos Lecteurs au fait de cette production, nous rappellerons briévement les événemens qui l'ont fait éclore.

M. Depras, Curé d'Issy-l'Evêque, fut dangereusement malade en 1740. Dans le fort de sa maladie, les vaisseaux hémorroïdaux, prodigieusement gonflés, sembloient prêts à se gangrener, & le Chirurgien crut devoir les scarifier. M. Depras recouvra la santé ; mais, comme il étoit sujet aux hémorroïdes, & que les cicatrices faites dans les vaisseaux hémorroïdaux les empêchoient de fluer, il se fit une métastase de ce sang hémorroïdal, qui fut pour lui le principe d'une dysurie périodique des plus cruelles. M. Pinot étoit son médecin, & il n'oublia rien pour guérir son malade ; mais, malgé tous ses remèdes, la maladie fit des progrès considérables. D'abord elle ne paroissoit qu'au bout de six mois ; quelque temps après, tous les mois ; enfin, ce fut tous les quinze jours ; & tel étoit le triste état de M. Depras en 1760.

A cette époque, M. Depras, accablé de maux, résigna sa cure à M. Verdollin, son neveu. Triste témoin des douleurs continuelles de son oncle, le Résignataire s'occupa des moyens

---

(r) Cet Ecrit se trouve encore dans le *Démêlé littéraire.* C'est le second de la Collection.

de lui procurer du foulagement, & il n'en vit
point de plus efficace que l'ufage de la Poudre
d'Ailhaud. Il cónfeilla ce remède à fon oncle ;
mais, malgré toutes fes inftances, M. Depras
refufa de l'effayer jufqu'à la fin de l'année 1761.
Vingt ans de remèdes de toutes les fortes, ten-
tés fans fuccès, ne laiffoient rien efpérer au malade ; &, quand il fe rendit enfin, ce fut plus
par complaifance pour le neveu, que par confiance pour le remède.

Cependant, au bout de quelques mois, les
accès de la maladie furent moins fréquens &
moins violens : au commencement de l'année
1763, il n'en paroiffoit point, & le malade fe
crut radicalement guéri. M. Depras ne douta
nullement que la Poudre d'Ailhaud ne fût l'unique caufe de fa guérifon, puifqu'elle étoit l'u-
nique remède dont il eût ufé depuis dix-huit
mois. Il le dit tout bonnement à M. Pinot ;
mais, quoique la chofe parût fort fimple &
même évidente, M. Pinot entreprit de lui perfuader que la vieilleffe feule l'avoit guéri, &
qu'affurément la Poudre d'Ailhaud n'avoit point
influé dans fon bien-être. Quelqu'accoutumé que
fût M. Depras à foufcrire aux idées de fon ancien Médecin, celle-ci lui parut trop étrange.
Il conferva toute fa confiance pour la Poudre
d'Ailhaud, & il crut devoir rendre un témoignage public du bien qu'elle lui avoit fait. Il en
écrivit à M. le Baron de Caftelet ; & fa Lettre,

du 23 Mai 1763, après avoir fait la description de sa maladie & de sa guérison, réfute l'opinion qui attribuoit cette guérison à la vieillesse (s).

La Lettre de M. Depras ayant été insérée dans le IIIᵉ Recueil des Guérisons opérées par la Poudre, M. Pinot en eut connoissance ; & la lecture qu'il en fit, lui donna de l'humeur. Il prit la plume, & il écrivit avec chaleur contre la Lettre de son malade, & contre le neveu du malade, qu'il supposoit être l'auteur de la Lettre. Voilà quelle fut l'occasion de la *Réponse* de M. Pinot *à une Lettre insérée au Livre du sieur Ailhaud, d'Aix en Provence* (t).

Nous n'avons pas besoin de discuter ici, ni de réfuter cette Réponse de M. Pinot. M. Verdollin l'a fait avec assez d'étendue, par neuf *Lettres critiques* (u). Il justifie l'exactitude de la lettre de M. Depras à M. le Baron de Castelet ; & relève avec autant de clarté que de solidité, une foule de contradictions, de faux raisonnemens, & de fautes de tous les genres, dont la Réponse du sieur Pinot est remplie. Il le bat ordinairement par ses propres principes. Le Docteur de Bourbon-Lancy ne s'attendoit pas à cette ré-

---

(s) Cette Lettre est le premier Ecrit imprimé dans le *Démêlé littéraire.*

(t) Cette *Réponse* est le second Ecrit du *Démêlé littéraire.*

(u) Elles sont le IV Ecrit du *Démêlé littéraire.*

plique ; & le ton de badinage fur lequel elle eft écrite, la lui a rendue doublement fenfible. Il a cru qu'on en vouloit à fa réputation, parce que, dans un combat où il s'étoit témérairement engagé, & où il foutenoit une mauvaife caufe, il fe voyoit couvert de ridicule. Il a repris la plume ; &, par de nouvelles *Réponfes* imprimées à Moulins chez la veuve Faure, 1767, il met tout en œuvre pour arracher à fon adverfaire la palme de la victoire, que le public paroît lui avoir adjugée.

L'objet de cette nouvelle Brochure eft donc de faire une apologie complette de la premiere Réponfe de l'auteur, attaquée par les Lettres critiques de M. Verdollin. Le Docteur de Bourbon-Lancy prétend n'avoir tort fur aucun point : il fait jouer tous les refforts de fon imagination pour affoiblir les raifonnemens preffans de M. Verdollin, pour y découvrir des contradictions, des inconféquences, des preuves d'ignorance. Il l'appelle *un intrus en Médecine*, & lui fait un crime affreux de ce qu'il s'avife de confeiller l'ufage de la Poudre d'Ailhaud. Il prétend toujours que ce remède n'a aucune part à la guérifon de M. Depras (*x*) ; qu'au contraire, il a *traverfé la crife triomphante* de la nature, qui feule a opéré cette guérifon (*y*). Il croit prouver

____

(*x*) Réponfe aux Lettres critiques, page 48.
(*y*) *Ibid.* page 43.

cette bizarre opinion par de longues digreſſions ſur les maladies des âges ; par une prédiction qu'il prétend avoir faite à M. Depras, en 1742 (χ), qu'il auroit *une vieilleſſe plus tranquille* ; par l'événement qui a ſi bien confirmé cette prédiction, que, dès la premiere année de la vieilleſſe, la maladie a diſparu. Car Hippocrate & Jacotins décident très-à-propos que la vieilleſſe commence à ſoixante-trois ans (*a*) ; & c'étoit juſtement l'âge de M. Depras, quand ſa guériſon a commencé.

De toutes ces réflexions ſi heureuſement combinées, M. Pinot ſe croit en droit de conclure, 1° que la maladie de M. Depras a dû croître, en dépit des meilleurs remèdes, pendant dix-huit ans, c'eſt-à-dire, depuis 1742 juſqu'en 1760, pour caractériſer *le principe & l'accroiſſement* naturel d'une maladie de l'âge viril (*b*) : 2° que, depuis 1760 juſqu'en 1763, elle a dû perſévérer dans ſon plus haut point de rigueur, pour préſenter *l'état permanent* de cette maladie, & l'inutile travail de l'âge viril, pour une guériſon qui ne lui étoit pas réſervée : 3° que, depuis 1763 juſqu'en 1764, les bénignes influences de la vieilleſſe commençante ont dû

(χ) Réponſe aux Lettres critiques, page 73. M. Depras avoit quarante-quatre ans, & ce fut alors qu'il commença à conſulter M. Pinot ſur ſa dyſurie naiſſante.
(*a*) *Ibid.* page 70.
(*b*) *Ibid.* page 74.

terminer, par un heureux & rapide *déclin*, tous les maux accumulés pendant l'âge viril ; & voilà juftement ce qui eft arrivé, malgré *l'activité* de quatre-vingt prifes *d'un remède équivoque, reconnu pour être un purgatif âcre* (c), qui traverfoit les vigoureux efforts de la vieilleffe guériffeufe.

On ne pourra fe refufer à cet enchaînement de conféquences fi bien afforties, pourvu qu'on recoure à l'ouvrage même, où elles font fupérieurement développées. Nous fommes perfuadés qu'on aimera mieux tout accorder à l'Auteur, que de fe condamner à le fuivre dans fes écarts. Je ne me croïs point engagé, par mon plan, à réfuter férieufement cette finguliere & pauvre production. M. Verdollin luimême a déclaré, par fa Lettre du 31 Décembre 1768, à M. le Baron de Caftelet (d), qu'il ne fe croyoit *point intéreffé* à y *répondre ;* & il a raifon. Son objet eft rempli. M. Depras, fon oncle, eft radicalement guéri de fa dyfurie, & il jouit, à l'âge de foixante-douze ans, d'une très-bonne fanté. Il eft notoire que, depuis plus de quatre ans, il n'a pas eu le plus léger retour de fa cruelle maladie. Pourquoi difputer maintenant avec M. Pinot, fur la nature d'un mal

---

(c) Réponfe aux Lettres critiques, page 43.
(d) Cette Lettre termine le VII Recueil des Guérifons de la Poudre d'Ailhaud.

qui n'exifte plus , & fur le moyen d'une guérifon qui eft conftante ? Peu importe à M. Verdollin & au Public que M. Pinot perfifte à croire que c'eft à la vieilleffe , & non à la Poudre d'Ailhaud , que M. Depras a l'obligation de fa guérifon. L'erreur du Médecin ne peut plus tirer à con-féquence pour le malade ; & , quelque mani-fefte que foit cetre erreur , dès qu'elle eft chère à celui qui l'adopte , il ne faut pas la lui ôter. Il fuffit au Public de fçavoir que la Poudre d'Ailhaud n'a pas empêché la guérifon de M. Depras , puifque cette guérifon s'eft annoncée plufieurs mois après l'ufage commencé de ce remède ; qu'elle a fait des progrès vifibles en le conti-nuant ; qu'elle s'eft confommée en perfévérant d'en ufer , & qu'elle fe foutient actuellement dans l'ufage que M. Depras continue d'en faire dans les autres infirmités accidentelles qui peu-vent lui furvenir. L'on conclura au moins de tout cela , que , fi la Poudre d'Ailhaud n'eft pas la caufe de la guérifon , elle n'en a pas été un empêchement ; & que , fi ce Remède eft *infi-delle & dangereux* , ce n'eft certainement pas pour M. Depras. Son état actuel en eft une preuve invincible , & juftifie pleinement le con-tenu de fa Lettre , du 23 Mai 1763 , à M. le Baron de Caftelet.

Réfumons toutes nos remarques fur les Ob-fervations défavantageufes à la Poudre d'Ailhaud. Nous avons analyfé toutes celles que les papiers

publics ont fait parvenir à notre connoiffance.
Nous avons trouvé, dans le plus grand nombre, le faux avancé fans pudeur, pour décrier
un remède dont tout le crime eft d'avoir re-
cueilli des éloges que la jaloufie n'entend qu'à
regret, & que l'efprit de parti voudroit anéantir.
Les autres font le fruit de certains préjugés, dont
l'inconféquence & l'erreur fe manifeftent d'elles-
mêmes, en ne jugeant des obfervations que fur
le récit des obfervateurs intéreffés ; enforte qu'il
eft vrai de dire que les adverfaires de la Poudre
ont été réduits, pour faire la guerre à ce remède, de fuivre les aveugles mouvemens d'une
préoccupation révoltante, & même de fe re-
vêtir fans honte des armes de la calomnie. Il
faut qu'une caufe foit bien pitoyable, quand fes
défenfeurs ne peuvent la foutenir par des moyens
plus honnêtes & plus folides. On conviendra fans
peine que des ennemis de cette trempe établif-
fent la réputation de la Poudre d'Ailhaud, mieux
que ne pourroient le faire fes plus ardens pané-
gyriftes. On fe méfie d'un Ecrivain qui flatte &
donne des éloges ; mais des Cenfeurs qui n'é-
crivent que pour noircir (e), & dont l'encre
coule fans s'arrêter, & fans imprimer la moindre
tache à l'objet de leur cenfure, laiffent néceffairement dans l'efprit de leurs Lecteurs un fen-

____

(e) *Candida de nigris, & de candentibus atra.*
OVID. Metam. II, v. 136.

timent tout opposé à celui qu'ils prétendoient
faire naître. La Poudre d'Ailhaud a donc lieu de
se féliciter des Ecrits qu'on a publiés contre elle ;
ils servent plus à sa gloire qu'à son ignominie ;
soit qu'on considere le nombre de ces Observations désavantageuses (*f*), soit qu'on en considere la structure & le fonds, il nous paroît
qu'elles fournissent à la Poudre d'Ailhaud la ma-

(*f*) Tout concourt à la gloire de la Poudre d'Ailhaud.
Tandis que son Auteur a publié près de deux mille Lettres de
guérisons qui attestent sa bonté, une quinzaine d'Ecrivains
ennemis & passionnés, ont à peine pu rassembler une ving-
taine d'Observations contraires à la vertu de ce Remède.
Toute discussion à part, peut-on mettre en balance des
faits si disproportionnés ? Qu'au lieu de compter les suffrages, on les pèse, & qu'on compare les Observations
solitaires des Ecrivains ennemis de la Poudre, avec celles
de ses Apologistes ; pourra-t-on faire quelque cas de ces
faits isolés, dont nous avons rendu compte, en les rapprochant de ceux que détaillent M. Champion, Doyen
du Collége de Médecine du Mans (1), M. de Chévy,
Médecin des Etats de Bretagne (2), & tant d'autres qu'il
seroit trop long de rapporter ? Je crois volontiers un
Médecin qui célébre un remède, en citant plus de cent
heureuses expériences qu'il en a faites ; mais je crois devoir me méfier d'un autre, qui, sur une expérience équivoque, accrochée par hasard, expliquée par la malignité,
prononce, condamne, proscrit le remède qu'il n'aime
pas. Cette réflexion que je crois juste, ne laisse aucun
poids aux Observations publiées contre la Poudre.

(1) Voyez, entr'autres, le V Recueil des Guérisons,
page 193 ; le VI Recueil, page 277. Dans le premier,
M. Champion rapporte quinze guérisons, &, dans le dernier, plus de cent qu'il a opérées par le secours de la
Poudre.

(2) Voyez spécialement le III Recueil des Guérisons ;
il s'y trouve quatre Lettres de M. de Chévy, & chaque
Lettre fait mention de plusieurs guérisons.

tiere d'un triomphe qui ne lui eſt pas moins glorieux que toutes les Obſervations favorables qu'on trouve dans les ſept Recueils des Gué-riſons publiées par ſon Auteur.

QUATRIEME REPROCHE.

Quand même la Poudre n'auroit pas les funeſtes propriétés du poiſon, & qu'elle ſeroit propre à quelques maux, pourroit-on dire qu'elle eſt un remède univerſel pour tous les maux & tous les tempéramens ? & ce titre pompeux de Remède univerſel *ne doit-il pas la faire rejeter, ſur l'étiquette, comme un vrai remède de Charlatan ?. Un remède univerſel eſt il ſeulement poſſible ?*

C'eſt ici le reproche le plus commun & le plus apparent qu'on ait coutume de faire con-tre la Poudre. Les perſonnes ſenſées qui lui voient opérer mille bons effets, n'auroient garde d'applaudir aux téméraires déclamations de ceux qui oſent l'appeler *un poiſon*. Cette odieuſe épi-thète, évidemment inconciliable avec la douceur & la bénignité reconnue de ce remède, n'annonce que l'exceſſive préoccupation de ceux qui l'at-taquent. Mais, entre un poiſon & un remède univerſel, la diſtance eſt immenſe. Ce ſont comme deux extrêmes oppoſés ; & un eſprit impartial & équitable, incline d'abord à placer la Poudre dans un juſte milieu, également éloi-

gné de ces deux extrémités. La Poudre, dit on,
est un très-bon remède, un excellent purgatif:
on ne peut en douter, quand on fait attention
aux guérisons surprenantes qu'elle a opérées;
mais, parce qu'elle a guéri diverses maladies,
peut-on conclure qu'elle a la vertu de les guérir
toutes? & cette vertu générale n'est-elle pas une
vraie chimère? *Quiconque annonce un remède*
universel, dit l'illustre M. Tissot, *est un impos-*
teur; un tel remède est impossible & contradic-
toire.... Peut-on espérer de guérir une hydropisie,
qui vient de ce que les fibres sont trop lâches &
le sang trop diffous, avec les remèdes qu'on em-
ploie pour guérir une maladie inflammatoire, dans
laquelle les fibres sont trop roides & le sang trop
épais (g)? Voilà l'objection dans toute sa force;
on ne nous accusera pas de l'avoir affoiblie, en
l'exposant.

Nous avons long-temps jugé de la Poudre
sur les mêmes principes. Certains de sa bonté,
nous ne pouvions concevoir son universalité; &
ce qui nous éloignoit de cette idée, c'est que
nous avions vu, dans quelques cas particuliers,
des maladies résister à la Poudre, & céder à
d'autres remèdes. Nous avions vu des maladies
de même espèce, dont les unes étoient guéries
par la Poudre, & les autres ne l'étoient pas.

(g) Avis au Peuple sur sa santé, Tome 2, §. 676,
Édition de Paris, 1764.

De-là,

De-là, nous nous croyons en droit de conclure que la diverſité des tempéramens, la diverſité dans l'eſpèce des maladies, la ſeule variété des degrés d'une même maladie, mettoient des bornes certaines à l'efficacité de la Poudre, & excluoient ſon univerſalité. Nous regardions cette opinion comme inconteſtable ; & tout ce qui s'en éloignoit, comme outré. Un examen plus approfondi du ſyſtême de M. Ailhaud, & des propriétés de ſa Poudre, nous a détrompés. Nous penſons décidément avec lui, qu'une Médecine univerſelle eſt poſſible, & de plus, que ſa Poudre purgative mérite ce nom. Nous allons rendre raiſon au public de notre changement, & nous prions nos lecteurs de nous écouter, avant que de nous condamner.

L'objection formée contre la poſſibilité d'une Médecine univerſelle, porte ſur deux fondemens qui ont plus d'apparence que de ſolidité. Le premier, eſt la diverſité des tempéramens : le ſecond, eſt la diverſité, ou même l'oppoſition des maladies entr'elles. Ni l'un ni l'autre, quand on les examine de près, n'exclut la poſſibilité d'une médecine univerſelle.

1º *La diverſité des tempéramens* ne l'exclut pas ; car, quelque grande qu'on la ſuppoſe dans deux perſonnes, dont l'une eſt extrêmement robuſte, & l'autre exceſſivement délicate, il ſera toujours vrai de dire que le fond de leur conſtitution eſt le même, & que les différences qui s'y trouvent, ne font qu'accidentelles. Qu'on faififfe bien cette obfervation. L'homme le plus robufte n'a rien dans fa conftitution par où il differe effentiellement de l'homme foible & délicat. Dans la formation de l'un & de l'autre, la Nature a fuivi les mêmes routes ; elle les a pourvus l'un & l'autre des mêmes facultés. Les fonctions animales fe font chez tous de la même maniere ; c'eft par la voie des alimens que les forces fe foutiennent ; les alimens fe transforment en la fubftance de tout homme, par les mêmes opérations. Le chyle, le fang, les humeurs, & tous les liquides néceffaires à la nutrition de l'homme, font uniformément produits dans le merveilleux laboratoire de l'eftomac & des inteftins, par le moyen du jeu organique de ces vifcères, qui broie la nourriture ; & des fucs qui l'humectent, en ouvrent le tiffu, & la liquéfient ; des diverfes glandes fécrétoires qui filtrent chacune la portion qui lui convient, des divers canaux qui la diftribuent dans tout le corps, &c. En un mot, tous les hommes fe reffemblent dans leur organifation intérieure, comme dans les parties extérieures qui frappent nos fens. De même que tous ont exactement deux yeux, deux oreilles, un nez, une bouche, qui ne different dans chaque individu que par la contexture plus ou moins variée de leurs parties ; tous ont auffi les mêmes vifcères, les mêmes organes intérieurs ; & ils ne different entr'eux, par rapport à ces parties, que comme ils different par rapport à la figure extérieure; c'est-à-dire, par des accidens qui laissent subsister une parfaite ressemblance quant au fond.

De cette ressemblance dans les organes & dans les fonctions animales, naît l'analogie d'une même nourriture pour tous les tempéramens. Il n'en est aucun, selon la judicieuse remarque de M. le Baron de Castelet, qui ne puisse être *nourri par le pain, & autres alimens qui forment le chyle* (h), comme la viande, les légumes, &c; & il est constant que l'homme le plus robuste sera réellement nourri, quoique moins solidement, avec les mêmes alimens qui nourriront l'homme le plus délicat. Toute la différence qui se trouve dans le tempérament de l'un & de l'autre, consiste donc précisément dans les divers degrés de force ou de foiblesse des organes de la nutrition. Dans l'un, ils sont plus foibles, leurs opérations sont plus lentes, la nutrition moins abondante; c'est un tempérament *délicat.* Dans l'autre, ils sont plus forts, leurs opérations sont plus promptes, la nutrition plus abondante; c'est un tempérament *robuste.*

Cela supposé, je demande à la Médecine & au bon sens, si ces deux personnes dont la constitution est la même quant au fond, puisque, dans l'état de la santé, les mêmes alimens leur

____

(h) Réponse à une Lettre anonyme, page 41.

font analogues & leur suffifent, viennent à tomber malades de la même maladie, ce qui peut très-bien arriver ; faudra-t-il employer pour les guérir des remèdes différens ? Suppofons, par exemple, que les fibres de l'eftomac fe font relâchées : l'eftomac eft devenu pareffeux ; de-là, les indigeftions, le mauvais chyle, les obftructions, &c. Quelle conduite tiendra le fage Médecin dans cette circonftance ? Je me trompe fort, ou le traitement de nos deux malades fera le même. Les remèdes qu'il eftimera propres à rendre le ton aux fibres relâchées de la perfonne délicate, lui paroîtront également propres à rétablir les fibres de la perfonne robufte. Seulement il obfervera que la dofe des remèdes doit être plus forte pour la perfonne robufte, & moins forte pour la perfonne délicate : d'ailleurs, il leur ordonnera le même régime, & verra s'enfuivre, de part & d'autre, les mêmes effets. Et pourquoi le même remède qui guérit une maladie dans un homme, ne guériroit-il pas la même maladie dans un autre homme ? Seroit-ce par défaut d'analogie ? Mais nous avons vu que, dans le méçanifme de la nutrition, l'analogie eft parfaite entre tous les hommes. D'ailleurs, les remèdes intérieurs font dans l'ordre de la nutrition, des agens néceffaires qui, placés dans les mêmes circonftances, doivent produire exactement les mêmes effets. Donc, en confervant la proportion des dofes, pour la rendre égale à

peu près à celle des tempéramens, le même remède qui délivre *Jean* d'une infirmité, renferme
une vertu invariable, pour délivrer tous les autres hommes *de la même infirmité*. Je ne vois
pas qu'on puisse nier cette conséquence.

Confirmons-la par une preuve palpable. Si,
au lieu de supposer une maladie intérieure, nous
supposons un mal purement extérieur; par exemple, une coupure, une brûlure, une fracture,
une tumeur, &c. faudra-t-il diversifier le traitement comme les tempéramens, & employer
pour guérir la blessure d'une personne robuste,
d'autres onguens que ceux qui, dans le même
cas, auront guéri la blessure d'une personne délicate? Il est évident que non; & tout le monde
voit bien que la diversité des tempéramens ne met
aucune différence dans la Pratique chirurgicale.
Mais pourquoi cette uniformité dans la marche du
traitement, si ce n'est parce que la conformation extérieure des membres étant la même, on juge que
les dérangemens qui leur surviennent doivent être
combattus par les mêmes moyens? Et si la
ressemblance foncière des organes extérieurs
exige les mêmes remèdes, malgré la diversité
des tempéramens, pourquoi la ressemblance fon-
ciere des organes intérieurs ne s'accommoderoit-
elle pas aussi de l'identité des remèdes dans des
doses proportionnées aux tempéramens?

Au surplus, dans quel labyrinthe se jettent les
Médecins qui veulent diversifier les remèdes,

comme les tempéramens ! Du plus robuste au
plus délicat, que de classes intermédiaires ! C'est
comme du plus bel homme au plus laid. Et s'il
étoit une fois décidé qu'il faut pour chaque classe
particuliere des remèdes différens, dans la même
espèce de mal, où en seroient la Médecine &
les Médecins ? Quelle disette dans les dispen-
saires de la Médecine, pour assigner tant de remèdes différens à une seule maladie ? Quel tourment, par rapport aux Médecins, pour connoître avec précision la classe de chaque tempérament, & pour choisir les remèdes appropriés
à cette classe ? De gré ou de force, il faudroit
en venir à faire usage du même remède pour des
personnes dont les tempéramens seroient d'une
classe différente ; & dès-lors il seroit inévitable
ou de tomber dans des contradictions continuelles, ou d'abandonner le système impraticable
de varier les remèdes comme les tempéramens.

Je conclus que cette diversité dans les tempéramens, n'exclut pas plus la possibilité d'une médecine universelle, qu'elle n'exclut la possibilité
d'une nourriture universelle : or celle-ci existe,
malgré la diversité des tempéramens, dans le
pain, l'eau, le vin, les légumes, la viande,
les fruits, &c : donc celle-là peut exister aussi,
malgré cette diversité. Nous croyons cette proposition absolument démontrée.

J'ajoute, en second lieu, que la diversité ou
l'opposition des maladies entr'elles, n'est pas

non plus un obstacle invincible à la possibilité d'une médecine universelle ; & M. Tissot lui-même en conviendroit avec nous, si le préjugé n'ôtoit rien à la réflexion. Cár, sans entrer encore dans la discussion de l'origine des maladies, & en supposant, si l'on veut, que toutes les maladies reconnoissent des causes différentes, & qu'il peut régner entr'elles une opposition proprement dite ; faudroit-il désespérer pour cela de guérir, avec les mêmes remèdes, *une hydropisie & une maladie inflammatoire ?* C'est l'exemple qu'apporte M. Tissot. Je soutiens que non ; & je dis que la guérison de ces maladies, par le même remède, n'est *ni impossible, ni contradictoire.* Mais dans *l'une*, dit M. Tissot, *les fibres sont trop lâches, & le sang trop dissous ;* dans l'autre, *les fibres sont trop roides, & le sang trop épais.* Comment peut-on supposer qu'il se trouve dans un même remède une vertu proportionnée à la guérison de deux maladies si opposées ? Mais quoi ! ignore-t-on que les qualités qui tiennent un certain milieu, rapprochent naturellement les extrêmes ? Qu'on verse de l'eau médiocrement chaude dans un vase d'eau bouillante & dans un vase d'eau froide, l'ardeur de l'eau bouillante ne sera-t-elle pas tempérée, tandis que l'eau froide sera échauffée ? Un remède qui contiendra la vertu de donner aux fibres précisément le ton qui leur convient, n'agira-t-il pas nécessairement en moins sur les fibres trop roides, tandis qu'il agira en plus fur les fibres trop relâchées ? Et ne voit-on pas fouvent, dit M. Vandermonde lui-même, la *confection d'hyacinthe produire des évacuations par les felles, & le firop de chicorée compofé de rhubarbe, échauffer, fortifier l'eftomac, & donner de l'appétit* (i) ? Pourquoi feroit-il donc impoffible à un feul & même remède d'agir efficacement contre deux maladies prétendues oppofées ? La confection d'hyacinthe, remède né contre la diarrhée, produit des évacuations, & *cela n'eft pas rare* : le firop de chicorée, deftiné à purger, fortifie l'eftomac, donne de l'appétit ; & le cas encore *n'eft pas rare* : voilà donc deux remèdes qui produifent fouvent des effets tout oppofés. Y a-t-il plus de diftance entre la guérifon d'une hydropifie & d'une maladie inflammatoire, qu'entre produire des évacuations & les fupprimer ? Et fi M. Vandermonde a fouvent remarqué ces deux derniers effets dans les remèdes qu'il cite, comment feroit-il impoffible de comprendre qu'on *peut guérir une hydropifie* . . . . . *avec les mêmes remèdes qu'on emploie pour guérir une maladie inflammatoire* (k) ?

« C'eft une chofe digne de remarque, dit le célèbre M. Lieutaud, Médecin des Enfans de France, » que, dans la claffe des apéritifs, il

---

(i) Journal de Médecine, Tome 15, pag. 488.
(k) Avis au Peuple fur fa fanté, Tome 2, §. 676.

» se trouve plusieurs remèdes qui ne font pas
» de la même nature, & même *dont les qua-*
» *lités font contraires* : de ce genre font les mar-
» tiaux, ou les remèdes que fournit le fer. On
» les met à la tête des apéritifs : cependant on
» ne peut pas douter que ces remèdes ne foient
» encore aftringens ; proprieté qui paroît entié-
» rement oppofée à celle que l'on défigne par
» le mot d'*apéritif.* Cette fingularité n'empêche pas
» cependant que l'on ne mette les martiaux au nom-
» bre des meilleurs apéritifs & défobftructifs : cette
» conduite eft autorifée par l'expérience (*l*). » L'expérience attefte donc qu'il y a des remèdes dont
la vertu produit des effets qui nous paroiffent
oppofés. Il y a certainement auffi loin de l'idée
d'un apéritif à celle d'un aftringent, que de
l'hydropifie à une maladie inflammatoire. Puis
donc que, malgré cette oppofition apparente,
le même remède eft réellement apéritif & aftringent, pourquoi voudroit-on faire regarder
comme chimérique, la vertu d'un remède qui
combattroit tout-à-la-fois l'hydropifie & l'inflammation ?

Ce qui induit en erreur M. Tiffot, c'eft qu'il
regarde comme oppofés & contradictoires, des
effets qui ne le font pas ; &, perfuadé comme
nous, que les opérations d'un agent néceffaire,

____

(*l*) Précis de la Matiere médicale, à Paris, chez
Vincent, 1766, in-8°.

tel qu'une médecine, ne peuvent jamais être contradictoires, il conclut que le même remède ne peut pas opérer ces divers effets. Mais qu'il veuille bien faire attention que, s'il y a une opposition réelle entre une hydropisie & une maladie inflammatoire, il n'y en a point dans la guérison de ces deux maladies, par un seul & même remède. En effet, ces deux guérisons, pour être opposées, devroient être comme deux extrêmes qui se combattent & se contredisent; & point du tout, elles sont comme deux extrêmes qui se rapprochent & se réunissent en un même point. La guérison d'une hydropisie n'est autre chose que le rétablissement des fibres relâchées dans leur ton naturel, & du sang trop dissous, dans sa consistance naturelle. La guérison d'une maladie inflammatoire n'est autre chose que le rétablissement des fibres trop roides, dans leur souplesse naturelle, & du sang trop épais, dans sa fluidité naturelle. De part & d'autre, ce sont donc les fibres & le sang, ramenés au juste milieu dont ils s'étoient écartés. Peut-on regarder ces deux effets comme opposés entr'eux? Des effets qui s'identifient, pour ainsi dire, dans leur derniere analyse! des effets destructeurs de l'opposition réelle, ou prétendue, qui se trouvoit entre l'hydropisie & une maladie inflammatoire! des effets, en un mot, qui ne consistent que dans le rétablissement de l'équilibre troublé! Il me paroît évident qu'il

n'y a dans ces deux guérifons, prifes en elles-
mêmes, aucune trace d'oppofition ; il ne s'en
trouve tout au plus que dans les maladies, mais
point du tout dans leur guérifon. Si donc l'impoffibilité d'opérer ces deux guérifons par le
même remède, n'eft fondée que fur l'oppofition
qu'elles paroiffent avoir, M. Tiffot doit convenir
que, n'y ayant aucune oppofition, ces guérifons font poffibles.

Mais y a-t-il véritablement une oppofition
réelle entre l'hydropifie & une maladie inflammatoire ? Je réponds que non, & je crois pouvoir le démontrer. J'avance d'abord, comme un
principe inconteftable, qu'il n'y a point de véritable oppofition entre le plus & le moins d'un
même objet. Deux chofes qui font fur la même
ligne, & qui ne different que par leurs degrés,
ne peuvent s'appeler *oppofées*, que par un abus
manifefte des termes. Or, l'hydropifie & une
maladie inflammatoire ne different que comme
du plus au moins, & par le nombre de leurs
degrés. J'en trouve la preuve dans la difficulté
même de M. Tiffot. Il caractérife l'inflammation par un fang trop épais, & l'hydropifie par
un fang trop diffous. Je ne lui demande pas quelle
eft la caufe immédiate de cet épaiffiffement, ou de
cette diffolution du fang : il n'en eft pas encore
queftion. Mais je dis, & cela eft fenfible, qu'en
retranchant quelques degrés de force dans la
caufe immédiate, quelle qu'elle foit, qui pro-

duit l'épaississement du sang, l'inflammation cessera, & le sang reprendra sa fluidité naturelle. J'ajoute, & cela est encore évident, que si, au lieu de s'en tenir à ce juste milieu qui fait la santé, on retranchoit encore quelque degré de force à cette même cause, dont la trop grande activité produisoit l'épaississement du sang & l'inflammation, il en résulteroit infailliblement une dissolution du sang, proportionnée au nombre des degrés de force qui auroient été retranchés de trop. Supposons pour un moment, & cette supposition n'est pas entiérement gratuite, qu'un certain degré de chaleur déterminé, est ce qui entretient le sang dans cet état mitoyen de fluidité, qui s'éloigne autant de l'inflammation que de l'hydropisie : que faut-il alors pour procurer une inflammation ? Il ne faut qu'augmenter cette chaleur, si vous voulez, de quatre degrés : de-là l'épaississement du sang & ses suites. Que faut-il pour procurer une hydropisie ? Il ne faut que ralentir la chaleur mitoyenne, de quatre degrés ; de-là la dissolution du sang, & tous les symptômes qui l'accompagnent. Il n'y a donc de l'épaississement du sang à sa dissolution, d'autre différence que celle des degrés de chaleur dans le sang, ou des degrés de force dans la cause qui les produit, quelle qu'elle puisse être ; c'est-à-dire, qu'il en est du sang à peu près comme de l'eau. Celle-ci n'est fluide que par les particules de feu qu'elle renferme. Qu'on en augmente la quantité, par l'action d'un brasier dont on l'approche, elle deviendra bouillante; c'est son *inflammation*. Qu'on diminue la quantité de ces particules de feu, en l'exposant à un air froid, dans lequel elles s'évaporent, l'eau devient glace; c'est son *hydropisie*. Il n'y a pas plus d'opposition entre l'hydropisie réelle & l'inflammation, qu'entre la glace & l'eau bouillante: or, celles-ci ne different que par le plus ou le moins de chaleur. La même eau tiède qui dissoudra la glace, fera cesser l'ébullition de l'eau: donc, &c.

On pourroit objecter à notre comparaison, que l'augmentation des degrés de chaleur rend le sang plus épais, & l'eau plus fluide; que sa diminution donne, au contraire, à l'eau la consistance de la glace, & met le sang dans un état de dissolution; qu'ainsi l'inflammation du sang ne peut être comparée à celle de l'eau, &c. Mais, pour peu qu'on soit instruit en physique, on observera que ces effets ne different que par accident, & à raison de la matiere sur laquelle la chaleur agit; qu'il en est de l'épaississement du sang, & de la dissolution de l'eau, par l'action de la chaleur, comme de la cire qui fond, & de la boue qui se durcit, sous l'action unique & uniforme du soleil; que nous sommes par conséquent fondés à appeler *inflammation*, l'état du sang épaissi, & de l'eau bouillante, quoique fluide ; *hydropisie*, l'état du sang dissous, & de l'eau glacée. Ces divers états provenant uniquement des divers degrés de chaleur, il est naturel d'appeler uniformément *inflammation* celui où la chaleur est plus considérable, & *hydropisie* celui où la chaleur est moindre. Ces extrêmes, quoique prenant, sous l'action d'une même cause, une forme différente, peuvent donc être comparés ensemble ; & puisque la distance est égale de part & d'autre, puisque les degrés qui séparent l'hydropisie de l'inflammation sont les mêmes dans le sang & dans l'eau, notre comparaison est exacte & concluante.

Il n'y a donc point d'opposition entre ces maladies, puisque l'une ne consiste que dans l'excès, & l'autre dans le défaut d'une même cause, ou, pour mieux dire, dans le plus ou le moins d'une même cause. Répugne-t-il donc qu'il y ait un remède dont la vertu, tenant un juste milieu entre l'excès & le défaut de chaleur, porte dans le sang de l'hydropique la chaleur dont il manque, & ôte au pleurétique celle qu'il a de trop ? Est-il impossible de concevoir un remède heureux, qui, semblable à l'eau médiocrement chaude, dont j'ai parlé plus haut, ralentît la trop grande ardeur de l'eau bouillante, & réchauffe le vase d'eau froide ? M. Vandermonde n'a-t-il pas vu opérer de pareils effets, quand il a vu la confection d'hyacinthe produire des évacuations, & le sirop de chicorée réchauffer l'eſtomac, le fortifier, & donner de l'appetit ? La Médecine ne voit-elle pas tous les jours le même rémède, (les martiaux,) opérer comme apéritif & comme aſtringent ? Il me ſemble qu'à la lueur de ces principes ſi ſimples, ſi aiſés à ſaiſir, toute la difficulté de M. Tiſſot s'évanouit. Nous allons les rapprocher ſous un même point de vue ; leur réunion préſentera le précis des raiſons qui nous ont déterminés à croire la poſſibilité d'une médecine univerſelle. Je ne crois pas qu'on puiſſe nous accuſer de nous être décidés à la légère, & ſans réflexion.

1° Il exiſte pour tous les tempéramens une nourriture univerſelle, propre à tous, abſolument ſuffiſante à tous : pourquoi ne pourroit-il pas exiſter auſſi une médecine univerſelle, analogue à tous les tempéramens, efficace pour tous ? Je n'ai pas aſſez de pénétration pour appercevoir la diſparité, s'il y en a.

2° Il n'y a parmi les maladies, comparées entr'elles, aucune oppoſition proprement dite ; elles ſont diſparates, mais elles ne different l'une de l'autre que du plus ou du moins ; elles ſont ſur la même ligne : donc on ne peut pas dire qu'elles ſoient oppoſées, dans la rigueur des termes. Pourquoi donc une ſeule médecine ne pourroit-elle pas guérir toutes les maladies ? Ses effets ne ſeroient tout au plus que diſparates ; cela répugne-t-il ? Il n'eſt point de remède dont des opérations ne varient, pour ainsi dire, à l'infini.

3º Quand même il y auroit des maladies réellement opposées entr'elles, leurs guérisons ne le seroient pas, puisqu'au lieu de se combattre & de s'exclure, elles ne tendent qu'à réunir au même point les organes dérangés, & à les ramener dans le juste milieu qui fait l'équilibre de la santé. Des guérisons qui se rencontrent dans le même point, qui aboutissent au même terme, ne pourroient-elles pas se rencontrer aussi dans leur cause, & être l'effet du même remède?

4° Quand même les maladies seroient opposées entr'elles, & les guérisons aussi, les effets que M. Vandermonde a remarqués dans la confection d'hyacinthe & dans le sirop de chicorées; ceux que M. Lieutaud a fait remarquer dans les martiaux, effets qu'on regarde comme *opposés*, ne prouveroient-ils pas que l'opposition dans les maladies & dans les guérisons n'exclut pas l'identité du remède, puisqu'on en cite plusieurs qui ont produit des effets opposés?

5° Enfin, & c'est ici sans contredit le plus décisif de tous les raisonnemens, parce qu'il est appuyé sur l'expérience. De toutes les maladies possibles, celles qui sont les plus opposées, s'il y en a, sont celles qu'a choisies M. Tissot, pour combattre la possibilité d'un seul & même remède propre à les guérir toutes ; c'est-à-dire, l'hydropisie, & une maladie inflammatoire. Or il est de fait que, malgré la distance considérable qui sépare ces deux sortes de maladies, un seul remède a eu la vertu de les guérir, non pas une fois par hasard, mais constamment & & fréquemment, puisque M. Ailhaud met à côté de plusieurs centaines de maladies inflammatoires guéries, plus de cent quarante hydropisies aussi guéries par le même remède. Donc une médecine universelle, dont l'efficacité s'étendroit à toutes les autres sortes de maladies, n'est point impossible.

En effet, que M. Tissot veuille bien ouvrir les divers Recueils de Guérisons, publiés par M. Ailhaud, & donner un coup d'œil sur la Table qui les termine ; qu'il prenne la peine de compter le nombre d'hydropiques guéris par le même remède, il en trouvera, comme nous l'avons dit, plus de cent quarante de diverses espèces. Qu'il parcoure encore les divers titres de la même Table, qui annoncent des maladies inflammatoires, il en trouvera plusieurs centaines qui ont été guéries par le même remède. Qu'il vérifie à son gré, si les citations sont justes, si la Table n'est pas enflée, si les Lettres ne sont pas supposées, &c. Mais, après cet examen, s'il ne trouve dans les allégations de M. Ailhaud que des faits incontestables, comment va-t-il fe tirer d'affaire avec cet homme *indigne du nom de Médecin* (*m*), qu'il infulte d'une maniere fi atroce ? Dans fon fyftême, du moins tout eft conféquent, tout eft intelligible. Le même remède guérit des maladies qui paroiffent oppofées ; mais c'eft, nous dit M. Ailhaud, que ces maladies ne font oppofées qu'en apparence, & qu'elles reconnoiffent une caufe de même efpèce, qui leur a donné naiffance : cela fuppofé, leur guérifon par un feul remède n'a plus rien d'incroyable ; dans les deux cas, ma Poudre ne fait qu'ôter la caufe productrice des deux maladies, & *fublatâ caufâ, tollitur effectus.* . . . Mais M. Tiffot, *qui ne connoît point de principe plus vrai, en Phyfique & en Médecine, que celui qui dit que quiconque annonce un remède univerfel eft un impofteur, & qu'un tel remède eft impoffible & contradictoire :* M. Tiffot, qui appelle *cette affertion le comble de la fourberie ou de l'ignorance,* & qui nous apporte pour toute preuve, l'allégation d'une hydropifie & d'une maladie inflammatoire, pourroit-il bien concilier les faits articulés par M. Ailhaud, avec les principes lumineux de fa Phyfique & de fa Médecine ? Pourroit-il bien nous faire comprendre comment il a pu fe faire que plus de cent

---

(*m*) Avis au Peuple fur fa fanté, Tome II, §. 675, page 502.

quarante hydropifies, & plufieurs centaines de
maladies inflammatoires, aient été guéries par
le même remède, fans qu'il foit vrai de dire
qu'un remède univerfel eft poffible, & que
toutes les maladies ne procedent que d'une feule
caufe? C'eft en confrontant fes explications &
fes preuves avec celles de M. Ailhaud, qu'on
pourra décider où fe trouve *le comble de la fourberie ou de l'ignorance*, & qui des deux eft
l'impofteur, & indigne du nom de Médecin. Pourquoi l'imprudence de M. Tiffot nous a-t-elle
conduit à une difcuffion fi défagréable ?

Non-feulement cette médecine univerfelle n'eft
pas impoffible ; mais j'ai ajouté qu'elle exiftoit,
& que la Poudre d'Ailhaud méritoit ce nom.
Et qui pourroit le lui refufer, en lui voyant
opérer cette multitude immenfe de guérifons
qui fe trouvent atteftées dans les divers Recueils
de fon Auteur ? & fur-tout en voyant dans le
nombre de ces guérifons, l'efpèce de celles fur
lefquelles les Médecins jaloux avoient ofé défier
la Poudre avec plus de confiance ? Forçons
M. Tiffot & fes adhérens, ou à garder le filence,
ou à donner eux-mêmes à la Poudre d'Ailhaud
le nom de *Médecine univerfelle*. Que faudroit-il,
felon le Docteur de Laufanne, pour qu'on pût
décorer un remède du beau nom de *remède
univerfel* ? Que fa vertu, fon efficacité s'étendent aux maladies les plus oppofées ? à la bonne
heure : qu'entr'autres, l'hydropifie & les mala-

dies inflammatoires disparoiſſent ſous l'action de cet unique remède ? à la bonne heure encore. Nous irons plus avant que M. Tiſſot lui-même, & nous exigerons en outre, qu'au lieu d'une guériſon de chaque eſpèce de maladie oppoſée, ce remède en ait opéré pluſieurs, enſorte qu'on ne puiſſe les regarder comme l'effet du haſard. Mais toutes ces conditions ne ſe réuniſſent-elles pas évidemment en faveur de la Poudre d'Ailhaud ? Nous ne la produiſons ſous les yeux de M. Tiſſot, qu'en faiſant marcher à ſa ſuite plus de cent quarante hydropiques guéris, & pluſieurs centaines de malades atteints de maladies inflammatoires, tous guéris par ſa vertu. Et que faudra-t-il de plus pour confondre l'incrédulité de ce Médecin, & lui faire avouer l'univerſalité du remède ? Pourra-t-il encore la conteſter, ſans tomber en contradiction avec lui-même ?

Quel triomphe pour la Poudre d'Ailhaud, de trouver ſa propre apologie dans la bouche & les écrits de ſes adverſaires ! La vérité ſeule a le privilège de rencontrer chez ſes ennemis des armes victorieuſes pour les confondre.

Achevons d'éclaircir les moindres doutes qui peuvent reſter ſur cette matiere. Nous ſommes convenus plus haut (n), qu'on voyoit quelquefois des maladies réſiſter à la Poudre, & céder à d'autres remèdes ; &, dans d'autres cas, des

____

(n) Page 192.

maladies de même efpèce, dont les unes étoient guéries par la Poudre, & les autres ne l'étoient pas : de-là naît naturellement une objection contre l'univerfalité de la Poudre & contre fon efficacité. Objection fpécieufe à la vérité, mais qui s'évanouit en la rapprochant de quelques principes inconteftables.

Convenons d'abord que, généralement parlant, toutes les maladies *ont leurs temps limités pour naître, fe développer, refter dans leur force, & décroître. . . . S'imaginer qu'un remède eft inutile, parce qu'il ne détruit pas la maladie au gré de notre impatience, & le rejeter pour en prendre un autre, c'eft caffer fa montre, parce que l'aiguille emploie douze heures pour faire le tour du cadran* (o).

Convenons encore qu'il y a des perfonnes plus faciles, d'autres plus difficiles à émouvoir; que la différence d'un cas à l'autre, eft quelquefois très-confidérable ; qu'il eft effentiel d'y avoir égard dans la dofe des purgatifs ; que la dofe qui fuffit à un tempérament facile, ne produit aucun ou prefqu'aucun effet dans un tempérament plus fort ; de même que la dofe proportionnée à un tempérament plus fort, produit un effet trop abondant, & capable de nuire à un tempérament plus foible. Dans ces deux cas, quand il arrive quelqu'accident, comme tran-

____

(o) Avis au Peuple, Tome II, §. 679, page 504.

chées, fatigue, fuperpurgation, &c. ce n'eft pas la faute du remède, qui peut être très-falutaire en lui-même ; c'eft à l'excès ou au défaut de la dofe, qu'il faut attribuer l'accident qui furvient.

Convenons, en troifieme lieu, que dans les maladies qui paroiffent individuellement les mêmes, il y a fouvent des différences occultes, qui doivent néceffairement varier leur guérifon. Une humeur plus ou moins tenace, plus ou moins abondante, plus ou moins viciée d'un côté que de l'autre ; une attention plus ou moins grande à s'abftenir de ce qui peut entretenir l'humeur, la nourrir, ou à mettre en ufage les divers moyens propres à en favorifer la réfolution. Le même remède curatif, placé dans ces diverfes circonftances, ne peut opérer un effet uniforme ; & fes opérations doivent varier, comme les obftacles qu'il rencontre.

Convenons enfin qu'il y a des maladies véritablement incurables ; qu'elles font l'inftrument ordinaire dont Dieu fe fert pour exécuter l'arrêt de mort porté contre tous les hommes, & qu'il n'y a fur la terre aucun remède capable de nous fouftraire aux coups de la mort.

Qu'on examine, d'après ces notions fi fimples & fi vraies, la difficulté propofée contre la Poudre, elle ne fera plus la moindre impreffion. L'on voit quelquefois, dit-on, des maladies réfifter à la Poudre, & céder à d'autres remèdes; mais n'eſt-ce pas qu'on regarde trop tôt comme invincible à la Poudre, la réſiſtance d'une maladie que ce remède *ne détruit pas au gré de notre impatience*, & que nous voudrions faire diſparoître avant *ſon temps limité pour naître, ſe développer, reſter dans ſa force, & décroître?* N'eſt-ce pas encore qu'au lieu de prendre la Poudre à doſe ſuffiſante, ſelon le tempérament, & répétée ſelon le beſoin de la maladie, on uſe à cet égard, ſoit par crainte, ſoit pour d'autres raiſons, d'une économie malentendue? Il n'en faut pas plus pour exciter contre la Poudre des clameurs auſſi amères que déplacées. Qu'un malade, dès le commencement de ſa maladie, prenne deux ou trois priſes de notre Poudre; les doſes, ſi l'on veut, ſont meſurées à ſon tempérament; il en réſulte quelques évacuations : on en attend du ſoulagement; & point du tout; on voit le mal *ſe développer*, & croître; on le voit *reſter dans ſa force*. L'alarme s'empare alors de l'eſprit du malade & de ceux qui l'environnent; la Poudre eſt abandonnée; on court au Médecin : & qu'arrive-t-il? C'eſt que tous les progrès du mal, quoique réglés par *leur temps limité*, ſont mis par M. le Docteur ſur le compte de la Poudre. C'en eſt aſſez pour publier par-tout que le purgatif irritant a fait augmenter la violence du mal, & expoſé les jours du malade. Ce qui augmente le poids de cette allégation, c'eſt qu'on voit au bout de quelques jours le malade foulagé, entrer en convalefcence. Voilà, dit-on, un argument fans replique contre la Poudte. Pendant fon ufage, la maladie a augmenté : depuis qu'on s'eft livré aux remèdes ordinaires, la maladie a difparu ; peut-on nier, dans un tel cas, l'inefficacité de la Poudre ? Mais je réponds : peut-on s'arrêter férieufement à un doute fi mal fondé ? La Poudre feroit-elle inefficace, pour n'avoir pas empêché le mal *de fe développer, & de refter dans fa force,* pendant *fon temps limité* ? A ce compte, tous les autres remèdes de la Médecine font également inefficaces, puifque l'obfervation apprend que la même chofe arrive tous les jours dans leur ufage. Seroit-elle inefficace, par comparaifon aux remèdes otdinaires, qui ont opéré la guérifon du malade ? Mais, fi l'on fait attention que la guérifon, par les remèdes ordinaires, n'a été opérée que dans *le temps limité* pour voir *décroître* le mal, cette guérifon peut-elle devenir un argument de l'efficacité des remèdes ordinaires, & de l'inefficacité de la Poudre ? Qui ne fent l'illufion & le faux d'un tel raifonnement ? Que l'on eût commencé le traitement du malade par les remèdes accoutumés, & fini par la Poudre, l'effet auroit été tout femblable ; nous en avons cent exemples : & cependant on ne voudroit pas que nous tiraffions contre les remèdes ordinaires la même conféquence qu'on a tirée contre la Poudre dans

le

le cas proposé ; que reste-t-il à conclure, sinon que cette conséquence n'est pas juste, & que la Poudre, en laissant le mal *se développer*, & *rester dans sa force* pendant *le temps limité*, n'est pas moins efficace que le remède qui, dans le temps limité pour le voir *décroître*, en a consommé la guérison.

Si l'on me disoit que le malade a fait constamment usage de la Poudre pendant le période ordinaire de sa maladie, sans éprouver aucun soulagement, l'objection seroit plus sérieuse ; mais, outre qu'on auroit bien de la peine à nous citer de tels exemples, si, par hasard, il s'en rencontre quelqu'un, il resteroit à sçavoir si le malade a pris un nombre suffisant de doses ; s'il les a prises avec les précautions qu'exige l'Auteur ; si les doses ont été proportionnées à son tempérament ; si, dans ce cas particulier, une humeur plus abondante & plus tenace n'a pas dû retarder l'effet du remède, en lui opposant des obstacles plus forts : car, dans tous ces cas, il seroit ridicule d'imputer au remède ce qui est une suite inévitable ou du caractère de la maladie, ou de la mauvaise maniere d'administrer la Poudre. Tout autre remède, en pareille circonstance, n'auroit pas eu plus de succès ; mais, quand il est question de la Poudre, on n'y regarde pas de si près. Parce que son Auteur l'appelle un *remède universel*, on exige qu'en toute circonstance, bien

K

ou mal adminiſtrée, la guériſon s'enſuive, & promptement; ſans quoi la Poudre eſt un mauvais remède, & l'Auteur qui la proclame un impoſteur. Mais c'eſt en dépit du bon ſens & de toute équité qu'on raiſonne de la ſorte; car, ſelon M. Tiſſot lui-même, *l'Hiſtoire des Maladies* . . . . « ne démontre-t-elle pas & la » néceſſité de la continuation des mêmes re- » mèdes auſſi long-tems *que le caractère de la* » *maladie eſt le même*, & le danger d'en chan- » ger fréquemment, par la ſeule raiſon que » celui qu'on a employé ne ſoulage pas dans » le moment? Rien, ajoute-t-il, ne nuit plus au » malade que cette inſtabilité (*p*). » N'en voit-on pas la raiſon ? Il faut donner au premier remède le temps de développer ſon efficacité. On ne doit point la révoquer en doute, tant que *le caractère de la maladie eſt le même*, quoiqu'on n'éprouve pas d'abord du ſoulagement. La perſévérance du mal ne ſignifie tout au plus qu'une plus grande force dans la cauſe qui le produit, & point du tout un défaut de vertu dans le remède ; & le moyen le plus court pour triompher de la maladie, de l'avis même de M. Tiſſot, c'eſt de continuer l'uſage du même remède, ſans ſe rebuter. . . . Qu'on applique ces notions à la Poudre d'Ailhaud; qu'on évite les fautes d'adminiſtration; qu'on ſuive les régles preſcrites

____

(*p*) Avis au Peuple, Tome II, §. 679, page 504.

par l'Auteur ; on verra tomber tout-à-coup le reproche d'inefficacité, qu'on tire du retardement accidentel d'une guérifon ; & l'on n'attribuera plus à un remède étranger le mérite entier de cette guérifon que la Poudre avoit heureufement commencée, & qu'elle auroit bientôt confommée fi on lui avoit donné le temps de finir fon ouvrage.

Quant à ce qu'on voit arriver quelquefois, que, de deux perfonnes atreintes de la même maladie, l'une eft guérie par l'ufage de la Poudre, & l'autre ne l'eft pas dans le même intervalle, il n'eft pas néceffaire de recourir à la diverfité des tempéramens, pour expliquer ce phénomène. La feule différence dans la maniere de fe conduire, en donne ordinairement la clef. Qu'on y faffe attention, & l'on verra qu'un malade favorifera plus que l'autre l'action de la Poudre, foit par des boiffons délayantes, foit en ménageant la tranfpiration qu'elle excite, foit en s'abftenant de tout aliment de difficile digeftion, &c. C'eft en regardant ainfi les chofes de près, que nous nous fommes affurés que la variété des effets qu'on remarque dans la Poudre, vient toujours de quelqu'obftacle étranger qu'on lui oppofe, & dont on ne voudroit pas lui tenir compte dans le retardement de la guérifon. Sans contredit, la Poudre eft efficace pour toute forte de maux & de tempéramens ; mais il eft tout auffi vrai que fon efficacité doit fe manifefter d'une maniere plus lente, ou plus prompte, felon le nombre & la mefure des obftacles qu'elle trouve à vaincre. Vouloir une entiere uniformité dans fes opérations, indépendamment de toute circonftance, c'eft n'être pas à l'a, b, c, de la matiere dont on parle, & tomber foi-même dans les contradictions qu'on voudroit reprocher à la Poudre.

Nous ne croyons pas devoir feulement prêter l'oreille aux imputations ridicules de ces critiques bornés qui s'efforcent de rendre la Poudre refponfable de la mort de toutes les perfonnes qui meurent dans fon ufage ; comme fi, pour être un remède univerfel, la Poudre devoit rendre les hommes immortels. Aveugles, qui ne voient pas avec quel avantage on pourroit retorquer contr'eux cette odieufe imputation, puifque, fur dix perfonnes qui meurent en ufant de la Poudre, cent au moins rendent l'ame fous l'action des remèdes qu'ils leur font adminiftrer. Laiffons les auteurs d'une pareille objection fans réponfe, pour ne pas nous déshonorer nous-mêmes en les confondant.

Concluons qu'une Médecine univerfelle eft poffible, qu'elle exifte, & que la Poudre d'Ailhaud mérite ce nom. Si nous n'avons pas répondu en détail à toutes les objections poffibles, nous croyons les avoir du moins prévenues ; &, d'après les principes que nous avons pofés dans la difcuffion de ces reproches, nous croyons tout lecteur en état de répondre à cette nuée de difficultés qu'on hasarde avec confiance dans les conversations , & qui prouvent plus contre le jugement de ceux qui les font , que contre la vertu du remède qu'ils attaquent.

§. II.

Reproches contre la personne de MM. Ailhaud.

Nous avons déja remarqué que M. Ailhaud, pere, n'étoit plus, lorsqu'on vit paroître, dans le Mercure de France, la premiere Observation publique contre sa Poudre & contre lui. Tant qu'il vécut, la jalousie retint son fiel, & n'osa, par respect ou par crainte, le répandre sur cet illustre vieillard. Mais à peine fut-il entré dans le repos du tombeau, que ses cendres furent troublées dans cet asile sacré , par la plume téméraire de quelques écrivains, qui n'eurent pas honte d'insulter après sa mort , celui dont ils n'auroient pas soutenu les regards pendant sa vie. Sensible à cet outrage , le fils de cet homme célèbre brûloit du desir de venger la mémoire de son pere ; mais, retenu par les exemples & les leçons de modération qu'il en avoit reçus, il craignit de déplaire à son ombre, & ne répondit aux premiers traits de la jalousie, que par des traits de patience qui devoient coûter à sa tendresse. Son silence, auquel, selon les apparences, on ne s'attendoit pas, augmenta la licence des suppôts de l'envie. Ils crurent pouvoir impunément satisfaire leur malignité sur un mort qui ne parloit plus, pas même par la bouche de son fils : de-là les écrits des Thiéry, des Lorentz, des Delamaziere, &c. Il falloit arrêter le cours de ces excès ; il falloit assurer au défunt le repos & la gloire de son sépulcre ; il falloit conserver aux hommes le fruit de ses travaux, & arracher sa fameuse Poudre d'entre les mains de la calomnie qui cherchoit à l'anéantir ; il falloit, en un mot, un vengeur à M. Ailhaud : & où le prendre, sinon dans le rejeton de sa poussiere ? *Exoriare aliquis nostris ex ossibus ultor (q)*.

M. le Baron de Castelet, dont la plume n'avoit été suspendue jusqu'alors que par des vues de modération & de paix, se livra aux devoirs de la justice, & de la tendresse filiale. Il montra, avec autant de précision que de solidité, l'indécence des observations du sieur Thiéry (r) ; il repoussa vivement les traits injurieux des sieurs Lorentz & Delamaziere (s) ; & il s'engagea envers le Public, à donner tous les éclaircissemens nécessaires sur les écrits qui paroîtroient contre son pere, ou contre sa Poudre. Cette résolution,

---

(q) Æneid. *lib.* 4.
(r) Voyez la Feuille intitulée : *Médecine universelle.*
(s) Voyez la *suite de la Médecine universelle.*

dictée par l'honneur & le devoir, ne fut pas du goût de M. Vandemonde : comme il avoit publié, dans son Journal de Médecine, les écrits injurieux à M. Ailhaud, il vit avec quelque chagrin le contre-poison que M. le Baron de Castelet leur avoit préparé. Mais ce qui augmenta son humeur, ce fut la priere réitérée que lui fit M. le Baron de Castelet, d'inférer ses réponses dans son Journal. Cet acte de justice passoit de beaucoup la mesure de générosité du sieur Vandermonde ; il refusa constamment de le faire. Forcé d'en dire la raison, il en donna une assez singuliere. « Je ne suis pas, dit-il, le » maître de faire là-dessus ce que l'on pourroit » exiger de moi ; la Médecine & les Médecins » demandent à être un peu plus ménagés (*t*). » Plaisante défaite dans la bouche d'un Journaliste qui venoit d'inférer dans ses feuilles les injures les plus grossieres contre M. Ailhaud ! Injures d'autant plus déplacées, qu'elles s'adressoient à un confrere. Et d'ailleurs quel tort pouvoit faire à la Médecine & aux Médecins, une apologie qui n'intéressoit tout au plus que Messieurs Thiéry, Lorentz & Delamaziere ? Leur cause étoit-elle celle de toute la Médecine & de tous les Médecins ? Et si ces particuliers avoient témérairement hasardé des calomnies, ne pou-

____

(*t*) Lettre de M. Vandermonde à M. Mérigot fils, Libraire, du 19 Avril 1761.

K iv

voit-on pas les relever, fans manquer à la refpectable Faculté ? *Les Médecins*, dit-on, *demandent à être ménagés ;* rien de plus jufte. Mais
M. Vandermonde avoit-il oublié que M. Ailhaud
étoit Médecin , & qu'à ce titre il avoit droit à
tous les ménagemens dûs à fa profeffion ? Or
les avoit-on gardés envers lui , ces ménagemens
de devoir, loifqu'après fa mort, trois confreres
ont infulté à fa mémoire ? M. Vandermonde
lui-même, qui prêche la loi de ces ménagemens, les avoit-il gardés en publiant les écrits
qui lui étoient injurieux ? Les gardoit-il dans le
moment où il refufoit de publier fon apologie,
faite par fon fils ? Les a-t-il gardés enfuite,
lorfque, renonçant aux moindres égards de la
décence & du bon fens, il s'eft avifé d'infulter
M. le Baron de Caftelet de la maniere la plus
atroce, & de le reléguer *dans une claffe tout-
à-fait éloignée des Médecins* (*u*) ? Il y auroit lieu
d'être furpris de cette étrange contradiction de
conduite , fi chaque jour toutes les paffions
ne nous en fourniffoient pas des exemples.

 Quoi qu'il en foit, voilà M. le Baron de Caftelet obligé à défendre la réputation de fon pere
& la fienne : la témérité de ce Journalifte , fi
délicat fur les ménagemens dûs aux Médecins,
a fait mouvoir contre MM. Ailhaud, pere
& fils , des plumes trempées dans le même fiel

____

(*u*) Journal de Médecine, Tome 15, p. 464 & 465.

que la fienne; & il en eft né des ouvrages diftingués dans l'art de dire des injures. Ces miférables productions ont fervi d'ornement au Journal de Médecine; & M. Roux, continuateur de ce Journal, & héritier de l'efprit de M. Vandermonde, les a recueillies avec complaifance. Ce font ces perfonalités offenfantes des Ecrits dont nous avons déja rendu compte, que nous allons examiner de plus près. Obligés de nous rabaiffer jufqu'à ce bas étage d'injures où les advèrfaires de M. Ailhaud font defcendus, nous épargnerons à nos Lecteurs, & nous nous épargnerons à nous-mêmes la difcuffion de tout ce qui n'intéreffe point effentiellement la réputation de MM. Ailhaud. Nous aurions même entiérement négligé cette partie, fi nous n'avions réfléchi que le difcrédit des Auteurs de la Poudre pourroit, par contre-coup, amener celui du remède.

Tous les reproches importans qu'on a pu imaginer contre MM. Ailhaud, fe réduifent à trois : fçavoir, l'ignorance, la mauvaife foi, & les vues intéreffées. Faifons de chacun un examen féparé.

Reproche d'Ignorance. « On voit jour-
» nellement, dit un Médecin refpectable, . . .
» combien il eft difficile, s'il n'eft pas tout-à-
» fait impoffible, d'apprécier le mérite d'un
» Médecin, fur-tout quand on voit tellement
» régner parmi eux *la défunion & la jaloufie*,

» qu'ils cherchent à se décrier mutuellement.
» Les uns se glorifient de leur sçavoir, & re-
» gardent les autres comme *des charlatans &*
» *des empiriques*, qui n'ont aucunes lumieres
» pour décider de la nature des maladies, &
» d'une cure fondée sur cette connoissance.
» Ceux-ci, au contraire, méprisent les premiers
» comme des gens qui perdent leurs temps à
» de vaines spéculations, & qui, méditant sans
» cesse sur la théorie, négligent la pratique
» dont l'usage & l'expérience sont la base. Dans
» ces circonstances, il ne reste pas d'autre
» ressource que celle de *juger les effets, & de*
» *réputer bon* tel Médecin *ou* tel remède *dont*
» *on aura vu le succés de ses propres yeux* (x). »
Un peu après, le même Ecrivain adopte la
définition de Platon, qui dit dans le premier
Livre de sa République : *Nous appelons Méde-*
cin celui qui guérit. La justesse de cette définition & des raisonnemens de M. Hirzel, n'ont
pas besoin d'apologie.

Maintenant il nous faut décider si Messieurs
Ailhaud méritent de porter le nom de *Médecin*,
ou d'en être dépouillés à cause de leur ignorance.
MM. Thiéry & Tissot, en parlant de Monsieur
Ailhaud pere, le déclarent formellement *indigne*

(x) Hirzel, dans la Préface de l'*Avis au Peuple sur sa*
santé, où il marque les caractères du véritable Médecin,
pour le discerner de celui qui ne mérite pas ce nom.

de ce nom ; & M. Thiéry en a l'ame si émue, qu'il *rougit* de sçavoir qu'il l'a porté (*y*). M. Vandermonde, en parlant du fils, le relégue *dans une classe tout-à-fait éloignée des Médecins.* M. Dupuy les accuse tous les deux de *brigandage* (*z*), & soutient que *le sieur Ailhaud , & tout ce qui est de lui , est tombé dans l'empirisme le plus insoutenable* (*a*). Les épithètes d'ignorant, de charlatan , se trouvent répandues dans presque tous les Ecrits déja cités ; ensorte que les antagonistes de MM. Ailhaud se placent eux - mêmes dans la classe des Médecins qui , selon M. Hirzel, *regardent les autres comme des charlatans & des empiriques , qui n'ont aucunes lumieres ,* &c.

Mais s'il faut juger du Médecin *par les effets ;* s'il faut *réputer pour bon tel Médecin dont on aura vu le succès ;* si le véritable *Médecin est celui qui guérit ,* comment peut-on contester ce titre à MM. Ailhaud ? Et qui jamais l'a mieux mérité qu'eux ? S'inscrira-t-on en faux contre les guérisons innombrables opérées par leur remède ? &, si l'on n'ose en venir à cet excès de témérité, de quel front veut-on leur ravir le nom même de Médecin ? Je n'insiste pas sur le décret de la respectable Faculté qui le leur a décerné ; mais , quand mille bouches s'ouvrent d'un pôle

____

(*y*) Mercure de France , Mai 1758 , pag. 135.
(*z*) Journal de Médecine , Tome 19 , pag. 513.
(*a*) Ibid.

à l'autre, pour me dire avec enthousiasme, que M. Ailhaud est *celui qui guérit*, puis-je retenir mon indignation contre ce peloton borné de Confreres jaloux, qui veulent l'afficher comme un ignorant, comme un charlatan, comme un homme *indigne* du nom de Médecin ? En quoi donc peut consister la science du vrai Médecin, si ce n'est à guérir ? Et, parmi tous les Médecins, quel est celui qui possede mieux cette science que celui qui, par ses Ecrits & un seul remède, porte la santé & la vie jusqu'aux extrémités de la terre ? O vous qui vantez tant votre science, & auprès de qui MM. Ailhaud ne sont que des ignorans ; dites-nous, s'il vous plaît, dans quel pays votre nom est célèbre pour la guérison des maladies ? Jusqu'où se sont répandues les heureuses influences de ce profond sçavoir dont vous vous glorifiez ? Où sont les voix qui publient, par reconnoissance & avec admiration, les merveilles opérées par vos talens ?... J'écoute, & je n'entends rien. Vous voilà réduits à me désigner vous-mêmes une telle & une telle personne, guéries par vos soins. Et où ? dans le cercle étroit de votre ville, de votre quartier. Votre bienfaisance & votre réputation ne s'étendent pas plus loin ; à cent pas de votre porte on ignore votre nom, & j'ai peine à vous trouver si je demande où vous êtes. Chose étonnante ! Ensevelis, malgré l'éclat prétendu de vos lumieres, dans une si étrange obscurité, vous rougissez d'avoir Messieurs Ailhaud pour Confreres! Vous craignez que leur ignorance ne répande de nouvelles ténébres sur votre horizon! Vous croiriez vous déshonorer de vous mettre avec eux sur une même ligne! Mais y pensez-vous? & puis-je croire que vous parlez sérieusement? Quoi! deux Médecins dont le nom est connu de tout l'univers, dont les Ecrits sont applaudis par un million de sectateurs, dont la Poudre purgative est célébrée par tant de guérisons surprenantes, dont le rang est illustré par les bienfaits multipliés du premier Monarque du monde; ces deux Médecins feroient pour vous un sujet de confusion, & vous dédaigneriez de les reconnoître pour Confreres! Vous les mépriseriez de bonne foi, & vous les regarderiez tout de bon comme des ignorans *dans l'art de guérir les maladies!* Mais, de grace, interrogez cette foule sans nombre de malades de tous les pays, qui n'ont pu retrouver la santé dans les soins des Médecins de votre trempe, & qui l'ont heureusement recouvrée dans l'usage de la Poudre & des Ecrits de MM. Ailhaud; écoutez les bénédictions qu'ils leur donnent; pesez les éloges qu'ils leur prodiguent. Pourrez-vous nier après cela que M. Ailhaud *est celui qui guérit?* Et si vous n'osez le nier, sur quoi portent vos reproches d'ignorance, de charlatanerie, &c? Et ne voyez-vous pas que, s'il se

trouve entre MM. Ailhaud & vous quelque
tache de cette espece, elle ne peut convenir
qu'à vous ? Quel intérêt n'aviez-vous pas à garder le silence ?

Mais encore, en quoi consiste cette prétendue
ignorance qu'on reproche à MM. Ailhaud ?
C'est, dit M. Thiéry, en ce qu'ils croient *qu'un
purgatif résineux* peut *convenir dans toutes les maladies & à tous les tempéramens* (b). Oui, dit
encore le même Docteur, dans ses éclaircissemens sur sa premiere Observation, *le sieur Ailhaud
ne peut se disculper, ou d'une mauvaise foi manifeste, ou de l'ignorance la plus crasse, par ce seul
fait, qu'il propose indifféremment à tout le monde,
& pour tous les maux possibles, un seul remède, un
purgatif; & quel purgatif (c) !* Nous sommes
d'accord avec M. Thiéry sur le fond des opinions qu'il impute à M. Ailhaud; mais ces opinions sont-elles le fruit de l'ignorance, sont-elles
des erreurs ? Voilà le vrai point de la difficulté.
Pour la décider à son avantage, M. Thiéry prend
la voie la plus sûre & la moins sujette aux
difficultés : il parle comme les oracles, sans
rendre raison de ce qu'il dit. Il déclare Monsieur
Ailhaud atteint & convaincu *ou d'une mauvaise
foi manifeste, ou de l'ignorance la plus crasse;* &,
après avoir taxé ses opinions *d'erreurs dange-*

____

(b) Mercure de France, Mai 1758, page 135.
(c) Journal de Médecine, Tome II, page 172.

reufes, il ajoute feulement *qu'on peut aifément les démontrer impoffibles* (d). Voilà tout ce que nous pouvons tirer de ce Docteur-Régent, pour nous éclairer fur l'objet de cette conteftation. Mais là-deffus il me furvient un fcrupule. Je vois, d'une part, M. Ailhaud qui, en avançant fes prétendues erreurs fur la Médecine, emploie plus de quarante pages d'impreffion à les expliquer, à les développer, à les mettre au grand jour, & qui leur donne au moins, par fes raifonnemens, une forme féduifante ; & M. Thiéry, qui regarde tout cet édifice de raifonnemens comme un tiffu *d'erreurs dangereufes*, & qui croit qu'on *peut aifément démontrer impoffibles* les opinions nouvelles de cet Auteur, ne dit pas un feul mot pour démafquer ces *erreurs*, pour les combattre, pour les détruire, pour les rendre fenfibles aux yeux du public. S'il étoit fi aifé d'en montrer le faux, pourquoi M. Thiéry n'a-t-il pas voulu prendre cette petite peine, lui qui fait fonner fi haut fon dévouement au bien public, & fa vigilance inquiète à le prémunir contre les erreurs dangereufes ? Et fe peut-il qu'il tienne une opinion comme notoirement infoutenable, dès que, du haut de fa chaire, il aura lancé fur elle la qualification *d'erreur* ?

Mais ce qui m'étonne encore plus dans fon

______

(d) Journal de Médecine, Tome 11, page 174.

procédé, c'eft cette *ignorance la plus craffe* qu'il impute fans ménagement à M. Ailhaud. Quand je me rappelle que cet homme refpe&able n'a publié fon Syftême qu'après quarante années d'exercice de la Médecine (*e*); qu'il n'a ofé le mettre au jour qu'en l'appuyant fur un corps d'expériences qu'on n'a jamais pu contredire; que, pendant plus de vingt ans, ce Syftême n'a éprouvé aucune contradiction, quoique répandu par-tout; qu'l joint au mérite inconteftable de la clarté & de la précifion du ftyle, une liaifon fi intime dans toutes fes parties, que tous fes principes naiffent les uns des autres, & font ou tous vrais, ou tous faux; puis-je ne pas me récrier contre l'injuftice & la témérité du fieur Thiéry? Quand même il feroit vrai de dire que tout ce beau Syftême n'eft qu'une erreur, feroit-il p*r*mis de taxer l'Auteur d'ignorance, & de *l'ignoranc la plus craffe*? M. Ailhaud a pu fe tromper fans doute; mais, même en fuppofant qu'il fe foit trompé, dès que fes erreurs elles-mêmes font briller l'élévation de fon génie & la profondeur de fes recherches, mérite-t-il le reproche d'ignorance dont on veut le couvrir? & ce reproche n'eft-il pas fouverainement indécent, fur-tout dans la bouche d'un Ecrivain qui lui fuppofe des erreurs, fans entreprendre

____

(*e*) M. Ailhaud a été reçu Do&eur en Médecine en 1695, & fon Syftême a paru, pour la premiere fois, en 1737.

d’en conſtater & d’en réfuter aucune? Que ſeroit-ce ſi nous ajoutions que ces prétendues erreurs de M. Ailhaud ſont autant de vérités conſtantes, dont les raiſonnemens de l’Auteur prouvent la poſſibilité, & dont l’expérience la moins équivoque atteſte l’exiſtence? Si l’on veut bien ſe rappeler tout ce que nous avons dit ſur la poſſibilité d’un remède univerſel, & ſur le choix de ce remède dans la claſſe des pur-gatifs, on pourra juger ſi les opinions de M. Ailhaud, ſur ces objets, méritent la qua-lification d’erreur, & ſa perſonne celle d’igno-rance. Quoi qu’il en ſoit, nous croyons tou-jours pouvoir décider avantageuſement de la ſcience de M. Ailhaud, par cela ſeul qu’il eſt *l’homme qui guérit*. Comme la critique de ſes envieux ne peut anéantir les guériſons qu’il a opérées, & qu’il ne ceſſe d’opérer par ſon ad-mirable remède, elle ne peut anéantir l’eſtime profonde que nous avons pour ſes lumieres & pour l’étendue de ſes connoiſſances. Tout ce que nous diſons de M. Ailhaud pere, doit s’en-tendre, ſans reſtriction, de M. le Baron de Caſtelet ſon fils, qui fait, en ce point, cauſe commune avec lui.

REPROCHE DE MAUVAISE FOI. M. Thiéry a bien ſenti que le reproche d’ignorance qu’il fait à M. Ailhaud, ne prendroit pas dans tous les eſprits. Il s’eſt ménagé une retraite, en faiſant une propoſition disjonctive. « Le ſieur Ailhaud, dit-il, » ne peut fe difculper *oū d'une mauvaife* » *foi manifefte, ou de l'ignorance la plus craffe,* » par ce feul fait, qu'il propofe indifféremment » à tout le monde un feul remède, un pur- » gatif. » Si nous comprenons bien ce raifon- dement, voici ce qu'il fignifie : les opinions de M. Ailhaud font des *erreurs*; fi le fieur Ailhaud ne les a pas connues pour-telles, il eft dans *l'ignorance la plus craffe*; s'il les a connues in- fectées de ce vice, il eft coupable *d'une mau- vaife foi manifefte*, pour avoir voulu tromper le public en les foutenant. Ce n'eft pas ici le lieu de faire l'apologie des opinions, puifque nous en fommes à celle des perfonnes. Nous avons déja fait fentir le ridicule & l'injuftice du reproche d'ignorance ; attachons-nous à difcuter celui de mauvaife foi.

Il eft évident que, pour décider fi MM. Ail- haud méritent ou non le reproche de mauvaife foi, tout dépend de cette queftion : MM. Ailhaud ont-ils *regardé* leurs opinions comme des *erreurs?* Si cela eft, ils font coupables de mauvaife foi: fi cela n'eft pas, l'accufation eft injufte & témé- raire ; car, quand même il feroit vrai que le fyftême de M. Ailhaud n'eft qu'une erreur, fi l'Auteur & fon fils n'en ont pas été convaincus, s'ils ont été perfuadés du contraire, on ne peut les accufer de *mauvaife foi*, parce qu'on peut foutenir une erreur de très-bonne foi ; & cela arrive aux plus grands hommes. L'épithète de

mauvaiſe foi ne convient qu'à ceux qui ſoutiennent *ſciemment* des opinions dont ils connoiſſent
le faux. On ſent la juſteſſe de cette remarque,
& nous prions nos Lecteurs d'y faire attention.

Mais, avant que d'examiner le fond de la
queſtion, témoignons notre ſurpriſe de voir
MM. Ailhaud taxés de *mauvaiſe foi* par un
Ecrivain qui proteſte ſolennellement, en plus
d'un endroit, qu'il *n'a rien à démêler avec eux* (f).
C'eſt une choſe aſſez étrange, de voir employer
des qualifications ſi dures par un Ecrivain qui
n'a & ne veut avoir aucun démêlé. Seroit-il
dans l'idée que des bagatelles de cette eſpèce
ne peuvent pas faire parmi les hommes la matiere d'un démêlé ſérieux ? Mais, ou il ſe joue
des termes *ſans pudeur*, ou il ſuppoſe qu'on ne
doit point prendre ſes expreſſions pour ce
qu'elles valent ; & dès-lors, quelle idée nous
donne-t-il lui-même de ſa bonne foi ? Sans nous
arrêter aux trompeuſes démonſtrations que donne
ce Médecin de ſon éloignement pour les démêlés, nous allons prendre le reproche de mauvaiſe foi dans ſon ſens naturel, & montrer
combien peu il convient à MM. Ailhaud.

Ce reproche ne peut convenir, comme nous
venons de le dire, qu'à ceux qui trompent les
autres, en parlant contre leur propre penſée ;

____

(f) Voyez le ſecond Ecrit déja cité du ſieur Thiéry, au
commencement & à la fin.

mais feroit-il bien poffible à MM. Thiery, Dupuy, & autres qui hafardent ce reproche contre MM. Ailhaud, de le prouver ? Ces Meffieurs n'ont jamais connu MM. Ailhaud que par leurs Ecrits. Ces Ecrits parlent conftamment le même langage, & ne fe contredifent en rien. M. le Baron de Caftelet a donné le précis du Traité de M. fon pere ; & ce précis ne fait qu'inculquer les principes fondamentaux du Traité. Quand quelque Ecrivain a attaqué la doctrine de ces auteurs, ils l'ont toujours défendue avec une chaleur qui décele l'intime conviction où ils étoient de fa vérité. Il eft notoire que Meffieurs Ailhaud n'ont jamais varié ; & perfonne au monde ne peut dire les avoir vus chancelans dans leurs opinions. Sur quoi donc peut porter le reproche de *mauvaife foi* ? En quel lieu a-t-on pris les preuves d'une accufation fi grave ? Dira-t-on que l'erreur fe manifefte d'elle-même, & que MM. Ailhaud n'ont pas pu ne pas l'appercevoir ? Mais, en fuppofant que cette erreur prétendue eft auffi fenfible qu'on le dit, ignore-t-on quelle eft la force & l'empire des préjugés fur l'efprit ? Et par quel privilège voudroit-on que ces dangereux ennemis de la vérité ne l'euffent jamais obfcurcie aux yeux de MM. Ailhaud ? Si ces Meffieurs ont été feduits par un préjugé , on doit les plaindre & les éclairer , mais non les accufer de mauvaife foi. Dira-t-on qu'on a démafqué leurs erreurs d'une maniere si victorieuse, qu'il n'y a que des aveugles volontaires qui puissent ne pas les appercevoir ? Mais où sont les ouvrages instructifs qu'on a faits sur cette matiere ? Jusqu'à ce moment, je n'en connois point. M. Thiéry nous parle *d'erreurs dangereuses*; M. Vandermonde, de *fausse doctrine*, & *de raisonnemens vagues*; M. Dupuy, de *brigandage*, &c. Mais aucun de ces Messieurs n'a pris la peine de prouver sa thèse; & je défie qu'on trouve, dans tous leurs Ecrits, le moindre rayon de lumiere, à la faveur duquel on puisse appercevoir les erreurs prétendues. Et comment voudroit-on que Messieurs Ailhaud eux-mêmes les aient appercues ? Des Auteurs, qui ont une tendresse paternelle pour leurs ouvrages, font les derniers à s'appercevoir des défauts qu'ils ont. Tout le monde peut les voir & les montrer au doigt, que les Auteurs ne s'en doutent pas encore. Seroit-on en droit de les taxer de mauvaise foi pour cela ? Qui ne sent la témérité de cette expression ?

Mais non-seulement MM. Ailhaud ont toujours écrit & parlé conformément à leur premiere doctrine; ils ont encore agi en conséquence, sans se démentir jamais dans les circonstances les plus critiques. En effet, je ne demande pas quelle a été la conduite de M. Ailhaud pere, auprès des malades qu'il visitoit : on sçait qu'il suivoit sans biaiser les principes de son Systême, même avec les personnes de la premiere distinction (g). Mais je demande, (& ceci est bien plus fort; c'est la véritable pierre de touche pour s'assurer de la bonne foi de M. Ailhaud,) quelle conduite tenoit-il à l'égard de lui-même & à l'égard de ses enfans, quand quelqu'un d'eux étoit malade? Recouroit-il aux saignées & aux autres remèdes de l'Art pour leur guérison ? S'éloignoit-il de l'unité du remède qu'il vantoit dans ses Ecrits, & qu'il employoit pour tous ses autres malades ? Il est constant que non ; & tous ceux qui ont vu de plus près la conduite de M. Ailhaud , n'ont vu que sa Poudre en usage dans toutes les maladies de sa maison. « C'est par son usage, nous dit-il, » que moi-même, quoique dès ma naissance, foible & infirme, j'ai eu le bonheur » d'arriver à l'âge de quatre-vingt-un an, plein » de santé, pere d'une nombreuse & forte famille , à présent même, par la grace de Dieu, » pleine de vie & de santé; & *je ne leur ai* » *jamais donné d'autre remède , je n'en ai jamais pris d'autre moi-même , pour quelque maladie que ç'ait été (h).* » La meurtriere saignée sur tout a été totalement bannie de sa fa-

---

(g) Voyez dans le I. Recueil des Guérisons , la Lettre de M. d'Albertas, premier Président de la Cour des Comptes ; celle de M. de Lubieres , Conseiller au Parlement ; celle de Madame Fabry de Saint-Jean ; celle de Madame la Marquise de Brancas Roquemartine ; celle de Madame de Maillanne , &c.

(h) Traité de l'Origine des Maladies , page 16.

mille. « J'ai quarante-un ans, difoit M. le Baron de Caftelet en 1760, » & j'ai joui à » plein de fa découverte, (de mon pere) n'ayant » jamais été faigné, non plus que mes enfans, » & *aucun de ma famille, depuis ce temps* (i). » Auffi l'attachement de M. le Baron de Caftelet à cette pratique eft fi grande, qu'obligé de perdre de vue MM. fes fils, pour leur procurer une éducation convenable, il ne les a confiés aux Supérieurs des Penfionnats, qu'après avoir obtenu d'eux une promeffe bien expreffe, qu'en cas de maladie quelconque, fon Remède univerfel feroit l'unique mis en ufage pour fes fils. Nous fçavons ce fait de fcience certaine; & fi quelqu'un en doutoit, il pourroit s'en éclaircir au grand Collége de Lyon, auprès du Supérieur du Penfionnat. Nous fçavons encore que le fils aîné de M. le Baron de Caftelet, ayant eu tout l'avant-bras gauche fracaffé par un fufil qui creva entre fes mains, on n'employa dans fon traitement ni faignée, ni diète; &, malgré l'avis de deux habiles Chirurgiens qui prédifoient la gangrène & la mort en peu de jours, fi l'on ne changeoit de pratique, le jeune Baron a été tiré d'affaire on ne peut mieux; il fe fert de fa main avec facilité; &, pour parer à tous les

---

(i) Voyez la Feuille intitulée, *Médecine univerfelle*, page 2, col. 2.

accidens dont on l'avoit menacé, M. son pere ne joignit au traitement de la blessure que de fréquentes prises de sa Poudre purgative. Qu'on dise, après de tels traits, & plusieurs autres tout aussi forts que nous pourrions citer ; qu'on dise que MM. Ailhaud n'y vont pas de bonne foi, & qu'ils reconnoissent l'abus & le danger, tant de leur système, que de leur remède. Si cela étoit, il ne faudroit pas les accuser seulement de mauvaise foi, mais de la barbarie la plus affreuse, puisqu'il seroit vrai de dire qu'ils enveloppent leur propre sang dans le nombre des victimes qu'ils immolent aux progrès d'un remède dangereux, & d'un système reconnu faux. Leur conduite parricide seroit une abomination sans exemple, & la terre n'auroit jamais porté des monstres plus dignes d'exécration. Mais si, par un effet contradictoire, leur Poudre de mort opere la vie ; si, par elle, toute la famille de M. Ailhaud recouvre heureusement la santé, dans les cas les plus critiques ; si l'usage du système & du remède pernicieux leur devient constamment favorable, y a-t-il de la mauvaise foi dans MM. Ailhaud de publier, de soutenir, de conseiller au public ce remède & ce système ? Ne donnent-ils pas d'assez bons garans de leur bonne foi, quand ils disent : *Faites comme nous ?* Et, dès qu'on sçait, à n'en pouvoir douter, que ce langage n'exprime ef-

fectivement

feƈtivement que la conduite conſtante & invariable de ces Meſſieurs, qui peut les ſoupçonner
de n'avoir pas eux-mêmes pour leur ſyſtême &
leur remède, la confiance & l'eſtime qu'ils en
témoignent ? Mais, ſi l'on eſt forcé de convenir qu'ils ſoutiennent leurs opinions par leurs
expériences domeſtiques, que devient le reproche de mavaiſe foi ? Il eſt viſible qu'il n'exiſte
que dans la tête de ceux qui le font. Paſſons
au dernier reproche.

Reproche des Vues intéressées. Avant
d'entrer dans la diſcuſſion de ce reproche, je
voudrois demander à ceux qui le font, ſi, tout-
à-fait inſenſibles à l'éclat des richeſſes, ils oſent
les mépriſer, & les regarder d'un œil indifférent ?

Aude, hoſpes, contemnere opes, & te quoque dignum
Finge Deo.

     Æneid. Lib. VIII, v. 363.

On voit où tend cette queſtion. Elle doit
rappeler les faiſeurs de reproches à eux-mêmes,
& les empêcher de jeter la pierre ſur les coupables, s'ils ne ſont eux-mêmes innocens. Pour
peu qu'on connoiſſe le monde, combien n'y
voit-on pas de ces déclamateurs éloquens qui prê-
chent la vertu pour les autres, s'élèvent avec
force contre les vues intéreſſées, tandis qu'ils
n'ont eux-mêmes d'autre maxime de conduite,
que celle de tout ſacrifier à leur fortune ! Com-

       L

bien dans la bouche defquels on pourroit, fans injuftice, mettre ces vers d'Horace :

O cives ! cives ! quærenda pecunia primùm eſt,
Virtus poſt nummos.

HORAT. Ep. I, lib. 1.

Nous ne prétendons juger perfonne, ni décliner l'objection que nous avons à réfoudre ; mais l'Anonyme Italien, dont nous avons déja fait mention, nous ayant appris que la Médecine eſt *une profeſſion intéreſſée, qui n'eſt déja que trop qu'un indigne trafic* (k) ; nous fouhaiterions que les Médecins qui écrivent fur cette matiere, priſſent bien garde à eux, avant que de toucher une corde fi délicate, & qu'ils ne fe miſſent pas dans le cas d'une récrimination humiliante.

Mais revenons à notre objet, & voyons fi MM. Ailhaud méritent le reproche d'étendre leurs vues d'intérêt au-delà des juſtes bornes. C'eſt le fentiment de M. Thiéry & de M. Dupuy, de l'Anonyme Italien, &c. « Le fieur Ailhaud, dit M. Thiéry, » a paru s'occuper de fon in-
» térêt perfonnel, beaucoup plus que de la fanté
» publique & de l'avancement de fa profef-
» fion (l)....« Il me femble, dit M. Dupuy, en-

(k) Lettre de M. . . . Docteur en Médecine fur l'ufage de la Poudre d'Ailhaud.

(l) Mercure de France, Mai 1759, page 181.

» tendre les Ailhaud criant : Prenez de nos
» Poudres ; elles font des merveilles.... Voilà
» le brigandage (*m*). » Et un peu plus bas,
après avoir placé le sieur Ailhaud sur un tréteau,
il lui fait débiter, en criant, la harangue sui-
vante, qu'il a tout exprès composée, présumant
bien que le sieur Ailhaud n'en sçauroit faire de
pareilles : « Vous ne sçauriez, archidupes, aveu-
» gles-nés que je chéris, trop avaler de ma
» Poudre ; si une prise ne suffit pas, vous
» pouvez en avaler de suite jusqu'à trente,
» soixante, & même plus. ... Ce n'est pas à
» votre vie que j'en veux , c'est à votre
» bourse (*n*). » Ces nobles idées que M. de
la Porcherie puise dans son fonds, pour les
prêter à MM. Ailhaud, nous donnent à connoître les fondemens du reproche d'intérêt qu'on
fait à ces Messieurs. M. Thiéry leur fait un
crime du secret qu'ils gardent sur la composition
de la Poudre ; M. Dupuy, du conseil qu'ils
donnent d'en répéter l'usage jusqu'à un nombre
considérable de prise ; l'un & l'autre se réunissent à croire que ces deux branches de la conduite de MM. Ailhaud, en favorisant leurs intérêts , nuisent essentiellement à ceux du Public.
C'est effectivement de ce point de vue qu'il faut

____

(*m*) Journal de Médecine , Tome 19 , page 513.
(*n*) *Ibid.* page 515.

partir, pour décider la question présente. Nè nous en écartons pas.

Deux choses, dans cette matiere, peuvent intéresser la société : *La santé publique, & l'avancement de la profession de la Médecine.* Il faut donc examiner si MM. Ailhaud nuisent à quelqu'un de ces intérêts, par le secret de leur Poudre, ou par l'usage fréquent qu'ils en conseillent.

1° Que peut exiger la société, par rapport à *la santé publique ?* Est-ce qu'on lui donne de bons remèdes, ou qu'on lui fasse un long & inutile détail des drogues qui les composent ? Il me paroît que la meilleure maniere de remplir le vrai intérêt de la société, c'est de lui donner de bons remèdes tout faits, & non des recettes compliquées, dont les trois quarts & demi des hommes seroient incapables de faire usage, & de tirer aucun profit. En effet, dès qu'on a le remède, de quoi sert la recette ? A nous apprendre comme il est fait ? Mais cela m'importe-t-il ? Que le remède soit bon ; c'est tout ce que je demande. La connoissance de ses ingrédiens ne peut me faire ni bien ni mal ; ce n'est point de-là que dépend ma santé, pourquoi m'y intéressero's-je ? C'est, disent ici nos adversaires, que, pour sçavoir au juste si le remède est bon, il en faut connoître les ingrédiens. Quelle illusion, ou plutôt quelle fourberie ! N'y a-t-il pas une route plus courte & plus sûre pour en juger ? N'avez-vous pas l'ex-

périence ? Quand un nouveau remède paroît
fur l'horizon de la Pharmacie, eft-ce fur l'étiquette des drogues qu'on décide de fa bonté ?
Si cela étoit, adieu les pilules de ciguë de
M. Storck ; adieu les préparations du fublimé
corrofif par le Baron Van-Swieten ; adieu tous les
remèdes tirés du genre des poifons : leur nom
feul fuffiroit pour les profcrire. Mais, graces
au bon fens, les chofes ne vont pas ainfi. C'eft
avec le flambeau de l'expérience qu'on examine
les propriétés de tout remède nouveau. Sans
s'alarmer de fon nom, on fait, avec précaution, l'épreuve de fa vertu ; & cette épreuve
eft elle-même, en dernier reffort, le juge qui
prononce fur fa bonté. Il feroit donc bien inutile à la fanté publique que M. Ailhaud donnât
la nomenclature des drogues qui compofent fa
Poudre ; il faudroit toujours en revenir à l'expérience, comme à l'unique voie fûre pour décider de fon mérite. Et que manque-t-il en effet
à la fociété pour s'affurer de ce qui l'intéreffe
dans la Poudre d'Ailhaud ? M. Ailhaud a-t-il
jamais cherché à fouftraire fa Poudre au jugement de l'expérience ? lui qui demandoit de
faire l'épreuve de ce remède *fur tout malade ,
& dans de pleines falles d'Hôpitaux* (o) ? lui
qui, depuis foixante ans, a toujours réclamé le
jugement de l'expérience, comme l'unique décifif ?

____

(o) Traité de l'Origine des Maladies, page 19.

qui, fans s'attacher aux raifonnemens abftraits d'une médecine fufpecte, renferme toutes fes preuves dans le recueil d'une foule innombrable d'expériences? Quel Auteur a mieux rempli que lui tous les intérêts de la fociété? Il donne un remède dont il eft l'Auteur, & il prend la peine de le compofer lui-même : il le garantit bon, & ce n'eft pas fur de vaines allégations de charlatanerie ; c'eft fur des faits inconteftables, qui, depuis plus d'un demi-fiécle, fe multiplient prefqu'à l'infini, fous les yeux & en dépit de l'envie. Faut-il rien de plus pour affurer l'intérêt de *la fanté publique?*

Mais M. Ailhaud garde pour lui feul le fecret de la compofition de fa Poudre. Et fans doute, il le garde. Ce fecret n'eft-il pas fon bien ? Pourquoi voulez-vous qu'il vous le donne ? Pour en enrichir la fociété ? Mais, quand la fociété jouit du remède, a-t-elle befoin de la recette ? Et, pour bien mériter de la fociété, faut-il fe dépouiller de fon bien, pour lui faire des préfens inutiles ? Qu'on y faffe bien attention : le véritable intérêt de la fociété exige, au contraire, que M. Ailhaud ne communique point fon fecret. Nous avons déja infinué cette remarque au commencement de cet Ouvrage, & nous en allons donner ici une preuve palpable. Que la compofition de la Poudre devienne publique, la fociété perd à l'inftant prefque toute affurance de l'exacte préparation de ce remède ; car, fans vouloir compter les erreurs dont *la fraude ou la maladreſſe* d'une foule de compoſiteurs pourront l'infecter, ne doit-on pas s'attendre à bien des fautes d'inadvertance, par-là même que la Poudre ſera préparée par des mains peu exercées à tout le détail de ſa compoſition ? Rien n'eſt ſi ſimple que la préparation de l'extrait de ciguë (*p*) ; & cependant le célèbre, l'illuſtre M. Tiſſot n'y a pas réuſſi dans ſes premieres expériences : il a fallu s'adreſſer à M. Storck lui-même ; & ce n'eſt qu'après beaucoup de nouvelles attentions ſur ſon procédé, que M. Tiſſot eſt parvenu *à un extrait qu'il eſt impoſſible de diſtinguer de celui de Vienne* (*q*). Qu'auroit-ce été, ſi cette compoſition eût été plus compliquée ? C'eſt qu'il y a toujours dans chaque remède *compoſé*, une foule d'attentions qui doivent être obſervées avec préciſion, pour aſſurer la vertu du remède. La moindre omiſſion peut occaſionner les différences les plus eſſentielles ; &, ſi cela eſt arrivé à un aigle de la Médecine, à combien plus forte raiſon doit-on le ſuppoſer de la part de ceux qui n'en ſont que les moucherons ? Il n'eſt pas auſſi aiſé qu'on ſe l'imagine de ſaiſir & d'exécuter comme il faut une recette qui paroît ſimple au premier coup

***

(*p*) On peut voir cette préparation dans l'Avis au Peuple ſur ſa Santé, Tome II, page 527, dans la Note du n° 57, à la fin.

(*q*) *Ibid.*

L iv

d'œil; c'eſt un jeu pour l'Auteur qui l'a inven-
tée, mais c'eſt un ouvrage pour tout autre :
d'où il ſuit que tout remède ſortant des mains de
l'Auteur, eſt inconteſtablement plus parfait, que
ſi d'autres mains avoient préſidé à ſa préparation.
En tout état de cauſe, je préférerois l'extrait de
ciguë fait par M. Stork, à celui de tout autre
Médecin; &, par la même raiſon, il eſt évident que la Poudre d'Ailhaud, faite par M. Ailhaud, doit être préférée à celle qui ſeroit préparée chez les Apothicaires. Il eſt donc de l'intérêt de la ſociété que le ſecret de cette Poudre
demeure chez ſon Auteur, afin que lui ſeul ſe
mêle de ſa compoſition. Elle ne pourroit que
perdre de ſa perfection, ſi la recette devenoit
publique. Donc le ſilence de M. Ailhaud, ſur
cette compoſition, loin de nuire *à la ſanté publique*, la favoriſe évidemment : c'eſt ce qu'il
falloit démontrer.

Il eſt inutile de nous arrêter à prouver, contre M. Dupuy, que l'uſage fréquent de la Poudre, conſeillé par MM. Ailhaud dans leurs
Ecrits, ne peut qu'être avantageux à la ſanté
publique, ſi le remède eſt bon en lui-même ;
car ces Meſſieurs veulent qu'on écoute la voix
du beſoin, & qu'on ſe règle par elle. Dans de
légères infirmités, diſent-ils, quelques priſes
doivent ſuffire. Dans des maladies conſidérables,
opiniâtres, invétérées, il faudra juſqu'à trente,
quarante, ſoixante, cent priſes pour les vaincre.

Il n'y a rien en cela d'extraordinaire ni de ridicule, encore moins de contraire *à la santé publique*. Il eſt viſible que, pour guérir une hydropiſie de poitrine bien formée, il faut un uſage plus fréquent & plus long du remède curatif, que pour guérir une hydropiſie ſimple, qui ne fait que commencer. Si M. Dupuy ne connoît pas ces différences, c'eſt auprès de lui qu'on doit s'alarmer ſur la ſanté publique.

2° Que peut exiger la ſociété, de MM. Ailhaud, *pour l'avancement de leur profeſſion?* Qu'ils conſacrent toutes leurs lumieres, tous leurs talens à la cultiver, à la perfectionner, à lui procurer de nouvelles richeſſes ? A la bonne heure ! C'eſt le devoir de tout enfant, de procurer ainſi la gloire de ſa mere. Mais qui l'a mieux rempli, ce devoir, que MM. Ailhaud ? N'ont-ils pas fait à la Médecine les plus beaux préſens ? La théorie ſur l'origine des maladies, ſur l'abus de la ſaignée, ſur la néceſſité des purgatifs, ſur la poſſibilité d'une médecine univerſelle ; la découverte de cette médecine univerſelle ; le recueil d'une foule d'expériences qui en confirment l'exiſtence, ainſi que la théorie de l'Auteur, ne ſont-ce pas des contributions honnêtes de la part de MM. Ailhaud, pour concourir à *l'avancement de leur profeſſion ?* Quel eſt celui de leurs critiques, qui pourroit dire qu'il en a fait autant ?

Mais, dit-on, M. Ailhaud uſe d'une réſerve

odieufe envers la Médecine, dès qu'il lui refufe la connoiffance des ingrédiens de fa Poudre : il montre par-là qu'il a bien plus à cœur fes pro-pres intérêts, que l'avancement de fa profef-fion.

Il faut avouer qu'on a étrangement à cœur la connoiffance de ce *Secret*, & qu'on fe tour-mente bien pour y parvenir. Arrêtons-nous, pour la troifieme fois, fur cette matiere, & détruifons jufqu'aux moindres prétextes de cette inquiète curiofité qui veut qu'on lui dife tout, qu'on ne lui cache rien.

Non, *l'avancement de la Médecine* n'exige point que M. Ailhaud donne au Public le fecret de fa Poudre. Nous avons déja remarqué, au contraire, que la Médecine & le Public y per-droient la fureté du remède, qui dépend de l'exactitude de fa préparation. Mais, indépen-damment de cette obfervation évidemment vic-torieufe contre le prétexte que nous combat-tons, je dis que l'avancement de la Médecine perdroit encore une de fes principales reffour-ces, qui eft la noble émulation de fes enfans. Je m'explique. Il en eft des découvertes dans le pays de la Medecine, comme de celles qu'on peut faire en toute autre matiere. Il ne faut qu'un heureux pour exciter dans mille au-tres le defir de le devenir, en fuivant fes tra-ces. C'eft par cette émulation que tous les arts fe font perfectionnés, & que les difciples ont quelquefois surpassé leurs maîtres. Quand on sçut l'heureux succès du voyage de Christophe Colomb, qui découvrit l'Amérique en 1491, les plus habiles navigateurs se donnerent l'essor, & chercherent pareille aventure. Améric Vespuce découvrit, en 1497, la partie du Continent de l'Amérique qui est au sud de la ligne. Jean de Grijalva, Espagnol, découvrit le Mexique en 1518 ; Fernand de Soto, la Louisiane ; Richard Gréenvil, la Virginie, &c ; & c'est la seule nouvelle du retour de Christophe Colomb, qui a procuré toutes ces découvertes. Cet habile navigateur n'enseigna pas d'abord la route qu'il avoit tenue ; mais la science de la navigation, possédée par bien d'autres, leur servit de guide, & ils ne s'égarerent pas.

Par une bonne fortune semblable, M. Ailhaud à trouvé dans le vaste pays de la Médecine, une herbe salutaire, un remède de très-grand prix. On lui demande où il l'a trouvé, comment il le prépare ; & on veut que cela soit nécessaire *à l'avancement de la Médecine* : c'est tout comme si on avoit demandé à Christophe Colomb, qu'il enseignât le chemin qu'il avoit suivi, sous prétexte de l'avancement de la navigation. Non, auroit dit ce grand homme, l'intérêt de la navigation ne demande pas que je vous montre la route qui m'a conduit au Nouveau Monde. Si je vous le montre, vous y arriverez tout comme moi ; mais vous me suivrez à la file les

uns des autres, & vous ne verrez que le pays
que j'ai découvert. Au contraire, si vous ignorez
ma route, vous chercherez long-temps comme
moi; mais peut-être vous découvrirez des Contrées plus belles & plus riches, & vous avouerez
alors que la navigation aura plus gagné dans
mon silence, que dans le compte que vous me
demandez de ma route. Rien de si juste qu'une
telle réponse, & l'événement l'auroit bien confirmé. C'est précisément la réponse de Monsieur
Ailhaud, & l'on sent qu'elle est tout aussi sage.
Si je vous communique mon secret, peut dire
M. Ailhaud à ses Confreres, vous ne songerez
qu'à jouir de ma découverte, & vous ne pen-
serez point à en faire de nouvelles. En parta-
geant le fruit de mes travaux, vous priverez la
Société du fruit des vôtres : au lieu de procurer
l'avancement de la Médecine, vous la laisserez
dans l'engourdissement & la stérilité. Mais, si
vous desirez sincérement concourir aux progrès
de cette science, vous trouverez dans mon exemple & mes succès un puissant motif d'émulation.
Votre cœur vous dira de vous embarquer sur
cette mer de recherches, où j'ai vogué long-
temps avant que de rencontrer ce que je cher-
chois. Peut-être, plus heureux que moi, vous
vous trouverez bientôt en état de faire à la
Médecine de plus riches présens que les miens;
&, sans vous tourmenter sans cesse pour me
dérober mon secret, vous n'aurez de l'ardeur

que pour découvrir ceux qui font renfermés
dans l'étude de la nature. Mais vous obftiner
à vouloir connoître les ingrédiens de ma Poudre, & n'imiter en rien les pénibles foins par
lefquels je les ai raffemblés, ce feroit vouloir
que je favorifaffe votre pareffe, & que j'aban-
donnaffe à votre oifiveté la jouiffance d'une découverte qui m'a tant coûté de peines. Ma
main fe refufe à cette générofité déplacée : je
trahirois la Médecine, au lieu de la fervir. *Son
avancement* dépend de votre travail, & non de
vous mettre en poffeffion du mien.

Je ne vois pas ce qu'on pourroit repliquer à
un difcours fi judicieux. Mais, en examinant
encore de plus près la conduite de M. Ailhaud,
je ne conçois pas comment on a ofé l'accufer de
n'avoir point à cœur l'avancement de fa profeffion. En effet, ce grand homme ne s'eft pas
contenté d'apprendre à fes Confreres le plan général d'obfervations fur lequel il a travaillé pour
parvenir à fa découverte ; pour les animer plus
puiffamment à ce travail fi utile, il a voulu les
orienter fur la partie qui a été l'objet de fon
étude, & où il a trouvé la matiere de fes
fuccés. « Dans la compofition de cette Poudre,
dit-il, » n'entrent aucunement des Poudres chi-
» miques, comme ce nom de Poudre femble
» d'abord le préfenter à l'efprit, & le donner à
» entendre. *Ce font les fruits de la terre, les*
» *feules richeffes des campagnes,* les doux ali-

» mens de l'homme, qui, par une diftribution
» convenable de plufieurs peu, font un beau-
» coup. *C'eft de quoi vous pouvez être bien af-*
» *furé* (r). » On ne peut défigner plus clairement
la botanique, comme la fource où M. Ailhaud
a puifé les matériaux de fa Poudre : c'eft-là véritablement le Pérou de la Médecine. Et comment M. Ailhaud pouvoit-il travailler plus efficacement à procurer de nouveaux tréfors à
cette fcience, que de faire briller à tous les yeux
celui qu'il a découvert par fon travail, & de
dire à fes Confreres, voilà d'où il vient ? Je
l'ai pris *dans les fruits de la terre ;* je n'ai fait
que recueillir *les feules richeffes des campagnes ,*
que mettre en œuvre *les doux alimens de l'homme.*
Ne faut-il pas être bien déraifonnable & bien
lâche, pour lui demander encore quels font
ces fruits de la terre, ces richeffes des campagnes ,
ces alimens de l'homme ? Autant vaudroit-il dire :
mettez-moi ces richeffes dans la main, pour
m'épargner la peine de les amaffer ; je veux devenir auffi riche que vous, mais je ne veux pas
m'affujettir à toutes les longueurs de vos labo-
rieufes recherches : car voilà où fe réduit tout
le fin des raifonnemens captieux qu'on entaffe
pour arracher à M. Ailhaud fon fecret. Que le
Public juge, après cela, fi ce fecret eft néceffaire *à l'avancement de la Médecine.* Il eft vifible

---

(r) Traité de l'Origine des Maladies , page 15.

que ce prétexte n'eſt qu'un voile emprunté pour maſquer l'ignorance ou la pareſſe de ceux qui s'en ſervent.

Qu'on ſe déſabuſe. Le ſecret ne ſera pas divulgué. M. Ailhaud, pere, n'a jamais cru devoir le rendre public; M. le Baron de Caſtelet, ſon fils, a les mêmes raiſons de le conſerver dans le myſtère; il n'y a pas d'apparence qu'on lui perſuade jamais de changer de conduite à cet égard. Qu'on prenne donc une autre voie : qu'on ſe mette tout de bon au travail; qu'on cherche *dans les fruits de la terre, dans les richeſſes des campagnes, dans les alimens de l'homme,* ce que M. Ailhaud y a trouvé, un purgatif doux, efficace, univerſel. Peut-être ne ſe rencontrera-t-on pas exactement avec M. Ailhaud; mais, ſi l'on cherche bien, il eſt certain qu'on rencontrera des tréſors : & qu'importe que ce ſoient les mêmes ? Plus on en découvrira, plus on procurera de richeſſes à la Médecine, plus on aſſurera ſon *avancement.* Améric Veſpuce & Jean de Grijalva n'aborderent pas au même endroit de l'Amérique, où Chriſtophe Colomb avoit pris terre; c'eſt pour cela même que leur découverte fut plus utile, parce qu'ils firent connoître des pays que peut-être Chriſtophe Colomb ne ſoupçonnoit pas encore. Les vœux de M. Ailhaud ſeroient comblés, ſi, par une heureuſe émulation, on faiſoit en Médecine des découvertes capables de faire oublier & d'effacer la sienne. M. le Baron de Castelet déclare qu'il le souhaiteroit *de tout son cœur* (s), *pour le bien de l'humanité*. Il est donc clair que, si MM. Ailhaud ne disent pas maintenant le secret de la Poudre, c'est principalement pour ne pas enlever à la Médecine le fruit des recherches de leurs Confreres, & pour ne pas partager, si l'on veut, l'heureuse découverte qu'ils ont faite, avec les paresseux de leur état, qui ne voudroient imiter en rien leur laborieuse application. Le silence de ces Messieurs est donc prescrit par des vues de sagesse, toutes à l'avantage de la Médecine. L'avancement de cette profession & la santé publique peuvent y trouver des ressources essentielles, qui cesseroient au moment que le secret seroit divulgué.

Qu'on ajoute à des motifs si légitimes, celui de l'intérêt personnel de MM. Ailhaud ; nous le voulons bien. Ils ne rougissent pas de penser à leurs affaires, & de travailler utilement pour eux-mêmes, en travaillant pour l'humanité. Mais je ne vois pas que la recherche du propre intérêt puisse être une matiere de reproche, surtout quand elle naît d'un travail continuel & toujours utile au Public. Il n'y a qu'une basse &

(s) Voyez la Feuille intitulée *Médecine universelle*, page 3, col. 2.

impuiſſante jalouſie qui puiſſe être offuſquée pa
la vue de la fortune dont jouit M. Ailhaud.
Quiconque ſçait qu'elle eſt le fruit des travaux
perſévérans du pere & du fils, depuis plus de
ſoixante ans, n'y voit qu'une juſte récompenſe
de leur zèle & de leur application. Mais, pour
peu qu'on ſoit inſtruit des charités immenſes que
ce bienfaiteur de l'humanité répand dans le ſein
des pauvres de tous les pays, on ne peut qu'on
ne reconnoiſſe dans l'accroiſſement de ſes richeſſes
l'effet des bénédiċtions promiſes à ceux qui ſou-
lagent les miſérables ; & dès-lors, que devient
le reproche des *vues intéreſſées?* Nous ne nous
arrêtons pas à le réfuter, parce que nous croyons
en avoir aſſez dit pour fermer la bouche à ces
injuſtes cenſeurs, qui, ne ſçachant imiter les
grands hommes, s'attachent à les déchirer. Avec
quel avantage ne pourrions-nous pas rejeter ſur
ces nouveaux Ariſtarques les reproches d'ignorance, de mauvaiſe foi, & de vues intéreſſées,
qu'ils ont oſé employer contre MM. Ailhaud ?
Mais notre objet n'eſt pas de récriminer. Il
nous ſuffit d'avoir montré la témérité de ces reproches ; nous n'irons pas plus loin. Nous nous
contenterons de finir la matiere de ce para-
graphe, en appliquant à MM. Ailhaud ces pa-
roles de Senèque : *Malè de te loquuntur homines,*
benè autem loqui neſciunt ; non quòd merearis, ſed
quòd ſolent ipſi. Des hommes parlent mal de
vous, mais ils n'en ſçavent pas bien parler : non

pas que vous le méritiez, mais parce qu'ils ont coutume de médire de tout le monde (t).

§. I I I.

Reproches contre le Syſtême de MM. Ailhaud; ſur l'Origine des Maladies.

Quelque raiſonnable que ſoit en lui-même le Syſtême de M. Ailhaud; quelque frappantes que ſoient les preuves de fait qui l'appuient, l'Auteur ne devoit pas s'attendre à le voir généralement adopté, dès qu'il combattoit des préjugés anciens & accrédités. Les Sçavans, ainſi que nous l'avons remarqué ailleurs, ne reviennent pas aiſément des erreurs qu'ils ont une fois adoptées; & les ignorans en reviennent encore moins. C'étoit une conſéquence néceſſaire, que les opinions nouvelles de M. Ailhaud euſſent beaucoup de contradicteurs dans ces deux claſſes d'hommes; ce qui n'a pas manqué d'arriver.

Mais il n'eſt pas auſſi aiſé de combattre un ſyſtême, que de le condamner; & tel qui crie le plus haut contre la nouveauté, eſt ſouvent celui qui l'attaque le plus foiblement, celui qui oſeroit le moins entrer en lice avec l'Auteur des opinions qu'il décrie. Il faut bien que les Cenſeurs du Syſtême de M. Ailhaud ſe ſoient mé-

____

(t) SENEC. *Tractatus de Moribus, ante medium.*

fiés de la folidité de leurs reproches, puifque, contens de les répandre *incognito* dans les cercles, ils n'ont jamais cru devoir les donner au Public tant qu'a vécu M. Ailhaud. Deux ans après fa mort, M. Thiéry lui a reproché le premier, dans un Ecrit public, *des erreurs dangereufes*; &, quelques années après, M. Vandermonde, *une fauffe doctrine*; mais ces graves Docteurs, encore intimidés par l'ombre de ce grand homme, n'ont pas porté plus loin leur cenfure, & fe font contentés de condamner fa doctrine, fans prendre la peine de la difcuter & d'en développer le venin.

M. Tiffot eft le premier qui ait propofé une objection férieufe contre le Syftême de Monfieur Ailhaud. Il prétend que c'eft le comble de l'impofture de foutenir qu'un feul & même remède peut guérir une hydropifie dans laquelle les fibres font trop lâches, & une maladie inflammatoire dans laquelle les fibres font trop roides. Nous croyons avoir répondu à tout ce que renferme cette difficulté, excepté peut-être au ftyle offenfant de l'Auteur qui l'a propofée. Nous n'y reviendrons pas.

Après le Docteur de Laufanne, un Anonyme Italien, dont nous avons déja parlé plufieurs fois, a paru fur les rangs; &, dans une Lettre de vingt-fix pages d'impreffion, *in-8°*, il attaque fucceffivement le Remède univerfel, & le Syftême fur lequel il eft étayé. Rien n'égale le ton de confiance de cet Auteur. Il triomphe à chaque page, & prefque à chaque phrafe, comme fi tous fes raifonnemens étoient fans-replique. A fes yeux, MM. Ailhaud ne font que des impofteurs, des ignorans, & leur Syftême un tiffu d'abfurdités infoutenables. A ces traits, on peut déja conjecturer quel eft le vuide de cet Ouvrage: la vanité d'un Auteur décele ordinairement fon peu de génie; & une production marquée à ce caractère, porte fur fon front des indices affurés de fon peu de jufteffe & de fa frivolité. Tel eft l'Ouvrage de l'Anonyme, peu digne fans doute de la réponfe détaillée que M. le Baron de Caftelet a daigné lui faire, mais devenue intéreffante par les utiles inftructions qu'il a procurées au Public, dans la réponfe qu'on lui a faite.

Pour en donner une jufte idée, nous pouvons divifer les objections de l'Anonyme en trois claffes. La premiere claffe, qui renferme ce qu'il y a de plus raifonnable dans cet Ouvrage, eft compofée des difficultés que M. Ailhaud s'eft propofées à lui-même, dans fon Traité de l'Origine des Maladies. L'Anonyme fe les approprie habilement, comme fi elles étoient de fon invention, & les donne comme victorieufes, tandis qu'elles ont été réfolues d'avance par l'Auteur lui-même, aux pages 26, 27, 28, 29 & 30 de fon Traité fur l'Origine des Maladies.

La feconde claffe, qui eft la plus confidérable par le nombre de fes branches, n'eft autre chofe qu'un tiſſu de puériles exclamations, auxquelles l'Anonyme ſe livre toutes les fois qu'il rencontre ſur ſon chemin une opinion de M. Ailhaud, qui s'éloigne du commun ſentiment des Médecins. A-t-on jamais pu, s'écrie l'Anonyme, avancer de pareilles ſottiſes ? Qui jamais a oſé dire pareilles choſes ? &c. Là-deſſus l'Anonyme accumule des citations d'Auteurs qui ont penſé différemment ; & il croit accabler M. Ailhaud par leur autorité, tandis qu'il laiſſe en leur entier toutes les preuves & de fait & de raiſonnement ſur leſquelles M. Ailhaud appuie ſes opinions. L'Anonyme ne prend pas garde que, dans la balance des autorités, le poids de l'expérience l'emportera toujours ſur celui des noms les plus reſpectables ; & qu'au lieu de décrier M. Ailhaud, en lui oppoſant les perſonnages les plus illuſtres de la Médecine, il relève ſa gloire au-deſſus d'eux, par l'avantage déciſif qu'il lui laiſſe, en lui abandonnant l'expérience ſur laquelle il s'appuie.

La troiſieme claſſe, qui conſiſte dans les objections que l'Anonyme tire de ſon propre fonds, eſt la plus pauvre & la plus digne de pitié. Il a cru faire des merveilles, par exemple, en ajoutant au Catalogue des Maladies qu'on a coutume d'attribuer au ſang, l'anévriſme & la varice ; & il ſoutient que ces maladies arrivent à l'homme ſans aucune altération précédente

dans les humeurs. Il faut voir, dans la réponse
même de M. le Baron de Castelet, comme il
convainc l'Anonyme de sa profonde ignorance
en cette partie ; & l'on aura la satisfaction de
trouver dans le même endroit une excellente digression sur la nature de la fiévre, sur l'abus &
le danger de la saignée, & sur la méthode la
plus sûre de se délivrer de la matiere morbifique, dont le séjour cause la fiévre. Nous ne nous
arrêtons pas plus long-temps sur les difficultés
de l'Anonyme, parce que la réponse de M. le
Baron de Castelet ne laisse rien à desirer pour
leur solution, & qu'il n'est pas de notre plan de
répéter ce qui a déja été discuté. Il nous suffit
d'indiquer les sources où l'on trouvera l'éclair-
cissement aux difficultés proposées. Si, par hasard, notre Ouvrage tombe entre les mains de
l'Anonyme, & qu'il se plaigne de la courte
analyse que nous avons faite du sien, nous lui
offrons les plus amples explications. Ce n'est
que pour en épargner l'ennui au Public, que nous
nous en abstenons dans ce Discours. Il nous reste
aussi des questions critiques plus sérieuses à résoudre ; nous nous hâtons de les examiner dans
la quatrieme Partie.

QUATRIEME PARTIE.

Questions critiques sur le Systême & sur la Poudre de M. Ailhaud.

PREMIERE QUESTION. Comment Monsieur Ailhaud sçait-il que toutes les maladies procedent des humeurs ? Pour donner à une proposition si nouvelle le poids d'un premier principe de Médecine, il faut l'appuyer sur les preuves les plus claires & les plus solides : & où sont celles de M. Ailhaud ?

RÉPONSE. C'est dans ses observations & son expérience, que M. Ailhaud a puisé sa nouvelle doctrine : il en a rendu compte au Public dans son Traité de l'Origine des Maladies ; & il est aisé de justifier l'exactitude de ses procédés. Qu'on se rappelle seulement ce que nous avons dit sur l'origine de la Poudre. M. Ailhaud, jeune Médecin, mais infirme, cherche la santé dans la science de sa profession, & ne la trouve pas. Il observe soigneusement l'effet des remèdes qu'il emploie, & il croit sentir que les saignées lui sont contraires, & les purgatifs salutaires. Il s'en tient à ces derniers, & ses infirmités disparoissent. Frappé de cette expérience, il l'étend aux malades qu'il visite, & il a le même succès. Il réfléchit en Médecin sur la raison de ces évé-

nemens ; & , jugeant de la caufe par les effets,
il conclud que les maladies prennent leur fource
dans les humeurs , puifqu'elles guériffent par les
remèdes deftinés à évacuer les humeurs déré-
glées. Une foule d'obfervations profondes fur la
conftitution du corps humain , fur la combinaifon
des maladies entr'elles , fur la nature & les propriétés du fang , &c. confirment M. Ailhaud
dans cette opinion. Une expérience de plus de
quarante ans la lui démontre : voilà comment
M. Ailhaud fçait que les humeurs font l'unique
fource des maladies. Voyez ce que nous avons
dit fur la poffibilité d'une médecine univerfelle.

SECONDE QUESTION. N'y a-t-il dans le corps
humain que les humeurs dont le dérangement
puiffe être la fource de nos maux ? L'harmonie
de cette machine fi belle , mais fi compliquée ,
ne dépend-elle pas auffi-bien du fang & des
efprits , que des humeurs ? Le fang & les efprits
ne peuvent-ils pas éprouver de l'altération , du
déréglement ? & ce déréglement ne peut-il pas
être la fource de plufieurs maladies ?

RÉPONSE. A cela deux réponfes. La premiere
eft que le fang & les efprits font bien moins fuf-
ceptibles de déréglement & d'altération , que les
humeurs. Celles-ci , généralement parlant (u) ,

____

(u) Nous difons, *généralement parlant*, parce qu'il eft
certain que les efprits & la lymphe font plus fubtils &
plus fluides que le fang.

plus

plus groſſieres, plus abondantes, moins fluides
que le ſang, ſont plus aiſément troublées dans
leur coūrs. Le moindre obſtacle les arrête, &
dérange leurs filtrations; de-là les diverſes maladies : au lieu que le ſang, étant par ſa nature,
comme le dit M. Ailhaud, *plus ſubtil, plus
léger, plus chaud, plus pur*, &c. (x) que les
humeurs, donne bien moins de priſe aux cauſes
particulieres qui affeċtent les liquides & les dé-
rangent. D'où il ſuit au moins que le plus grand
nombre des maladies prend ſa ſource dans les
humeurs, & non dans le ſang.

Mais, en ſuppoſant que le ſang peut ſe dé-
régler quelquefois, ce qui eſt très-vrai, puiſque
le ſang peut ſe coaguler, ſe diſſoudre, &c, il
ne s'enſuit pas qu'il ſoit alors même la cauſe
proprement dite de la maladie; & c'eſt ici la
ſeconde réponſe. En effet, ce déréglement du
ſang qui conſtitue le fonds de la maladie, reconnoît une cauſe réelle qui l'a produit. Ce n'eſt
pas de la ſubſtance même du ſang qu'eſt né cet
excès ou ce défaut de fermentation qui caraċtériſe
la maladie. Qu'on remonte à la ſource; on la
trouvera dans les humeurs dérangées & non
fi'trées, qui, par les diverſes altérations qui
leur ſont ſurvenues, ont porté dans le ſang le
déréglement aċtuel qu'on y remarque. Cela eſt
ſi vrai, que ſi vous rétabliſſez par les purgatifs

____

(x) Traité de l'Origne des Maladies, page 5.

les filtrations des humeurs dans leur état naturel, le sang reprendra de lui-même son équilibre ; & tous les symptômes de la maladie disparoîtront : preuve évidente que la cause primitive de la maladie étoit dans les humeurs arrêtées, & non dans le sang, puisque, ces humeurs étant évacuées, le déréglement du sang a cessé. Une multitude de guérisons de cette espèce, opérées par la Poudre d'Ailhaud, & consignées dans les différens Recueils de l'Auteur, garantissent ce que nous avançons. Qu'on m'explique le mécanisme de ces guérisons, dans le sentiment de ceux qui plaçoient la maladie dans le sang lui-même. De leur aveu, les purgatifs ne sont efficaces que contre les humeurs ; & ils les croient non-seulement inutiles, mais même dangereux dans les maladies du sang : qu'ils nous disent donc par quelle vertu secrette la Poudre *purgative* de M. Ailhaud a pu guérir de telles maladies, contradictoirement à leur opinion & aux propriétés reconnues des purgatifs ? Est-ce par enchantement, ou par un effet naturel ? Ils ne se tireront jamais d'embarras, qu'en convenant de bonne foi que ces prétendues maladies du sang prenoient leur source dans les humeurs obstruées, & que celles-ci étant évacuées par la vertu purgative de la Poudre, le déréglement accidentel du sang a cessé. Voilà la proposition fondamentale de M. Ailhaud, confirmée de plus en plus par les difficultés même qu'on lui oppose.

On doit raisonner du déréglement qu'éprouvent les esprits, comme de celui du sang. Les humeurs arrêtées en font toujours la premiere cause ; les humeurs évacuées en seront toujours le plus sûr & le plus prompt remède.

Troisieme Question. Dès qu'il est constant que le sang peut éprouver diverses altérations, la saignée n'est-elle pas un remède souvent utile, quelquefois nécessaire ? Peut-on nier son efficacité pour arrêter les hémorragies, le crachement de sang, les progrès d'une inflammation ? Ne voit-on pas tous les jours une saignée, faite à propos, décider la guérison d'une maladie sérieuse ?

Réponse. Qu'on ne perde pas de vue nos principes, & l'on sentira la foiblesse de cette spécieuse objection. D'où viennent cette hémorragie, ce crachement de sang, cette inflammation ? Est-ce le sang lui-même qui cause ces funestes effets, par quelque qualité mal-faisante ? Non sans doute ; ce seroit bien à tort qu'on lui imputeroit ces différens accidens. Le sang toujours bon par sa nature, toujours bienfaisant dans ses fonctions, ressemble à une riviere rapide dans son cours, qui porte par-tout l'abondance & la fertilité. Si, par accident, on le voit fermenter plus que de coutume, s'il s'ouvre avec violence de nouvelles issues, & produit quelque ravage, c'est que les humeurs qu'il entraîne, se trouvant obstruées dans quelque partie du corps,

gênent le fang dans fa circulation, l'embarraf-
fent, & l'obligent à s'échapper par la rupture du
vaiffeau le plus foible, ou le plus expofé à l'impétuofité de fon action.

A la vérité, la faignée, dans ces circonftances,
pourra arrêter l'hémorragie & le crachement de
fang, en diminuant notablement le volume du
fang ; mais, loin de guérir le malade, elle double fes pertes, puifque, d'une part, elle laiffe
fubfifter l'obftruction de l'humeur, vrai principe
de la maladie, & de l'autre, elle affoiblit le
malade & les forces de la nature, à proportion
du fang qu'on aura tiré ; enforte que, fous une
apparence de bien, la faignée aura fait beaucoup de mal.

En effet, qu'on faififfe bien les remarques fuivantes. Le fang eft le principe de nos forces.
Sa fonction continuelle eft de porter par-tout
la nourriture & la vie. S'il rencontre fur fon
chemin quelqu'obftacle, par fon action il les
combat fans ceffe, & il fait de puiffans efforts
pour les detruire. Cette action falutaire eft d'autant plus forte & plus efficace, que la quantité
du fang proprement dit eft plus confidérable, &
par contraire, elle s'affoiblit à proportion autant
que cette quantité diminue. Lors donc que la
maffe du fang, demeurant en fon entier, ne
peut vaincre une obftruction & un mauvais
levain qui l'obligent à fe pratiquer de nouvelles
iffues, eft-ce bien par la faignée qu'on prétend

rétabir la liberté de la circulation , & triompher de l'humeur viciée ? N'eſt-ce pas plutôt aſſurer la victoire de l'humeur , que d'affoiblir ſon plus redoutable ennemi ? Conſervez plutôt le ſang , vous dit M. Ailhaud , & attaquez directement l'humeur obſtruée , par la voie des purgatifs : dès-lors l'action du ſang , fortifiée par celle du purgatif , diſſipera l'obſtruction ; la circulation ſera rétablie , tous les accidens diſparoîtront ; & le malade , n'ayant point été affoibli par de fréquentes ſaignées , recouvrera promptement une parfaite ſanté. Ce que dit M. Ailhaud , l'expérience le confirme ; & l'on trouvera dans ſes Recueils nombre d'hémorragies , de crachemens de ſang , & d'autres maladies aiguës , promptement & radicalement guéries par le ſeul uſage de ſa Poudre.

Cette opinion , ſi favorable à la conſervation du ſang , acquiert de jour en jour un nouveau crédit & de nouveaux partiſans dans la Médecine. Nous liſons ſur-tout , avec une ſinguliere ſatisfaction , les *reflexions intéreſſantes* d'un Médecin diſtingué , *ſur la maladie nommée* folie (*y*). On retrouve dans le plan & dans l'exécution de l'Ouvrage , toute la doctrine de M. Ailhaud ſur l'unité de cauſe dans l'origine des maladies , &

______

(*y*) M. Chevalier , Chevalier de l'Ordre Militaire de l'Eperon d'or , Conſeiller - Médecin ordinaire du Roi , & des Cent-Suiſſes de la Garde ordinaire du Corps de Sa Majeſté , &c.

fur l'incorruptibilité du fang. En parlant de ce dernier fujet, il dit, entr'autres : « Quelque » chofe qu'on ait écrit contre la faignée, elle » a encore des partifans. Il eft encore des gens » qui donnent la corruption du fang, pour la » caufe de certaines maladies. Qu'ils abjurent ce » préjugé funefte ; qu'ils fçachent que le fang » ne fe corrompt jamais, & que la nature ne » forme que ce qu'il lui en faut. Ce font *les* » *humeurs* qui s'y mêlent néceffairement, dont » *la qualité ou la furabondance* lui donnent ces » apparences qui les trompent. . . . Le fang eft » dans le corps de l'homme, ce que l'eau eft » dans la nature. . . . Je n'ignore point que les » humeurs mêlées dans le fang, quand elles » charrient des parties hétérogènes, par leur » mouvement violent, & les frottemens conti- » nuels, échauffent, augmentent le volume du » fang : *mais ce n'eft point une raifon pour le* » *tirer du corps : c'eft affez, pour le remettre dans* » *fon état naturel, de purifier les humeurs,* dont » la qualité diminuera, & l'effervefcence s'ap- » paifera en peu de temps. » La conformité ou plutôt l'identité de ces principes avec ceux de M. Ailhaud, eft manifefte. C'eft que quand on étudie la nature, & qu'on l'interroge, elle ré- pond toujours uniformément ; & il eft bien glo- rieux pour M. Ailhaud d'avoir été fon inter- piète fidèle dans un temps où les préjugés les plus accrédités étouffoient prefque fa voix. Il faut espérer que sa doctrine appuyée par tant d'expériences , & adoptée par des Médecins aussi célèbres que M. Chevalier , M. de Chévy , M. Selleron , M. Champion , M. Vialon , &c , deviendra bientôt la doctrine commune , & renversera tout-à-fait le trop ancien & trop funeste empire de la saignée.

Quant à ce qu'on ajoute , qu'une saignée faite à propos décide quelquefois de la guérison d'une maladie dangereuse ; je réponds , 1º que les exemples en sont très-rares , & peuvent être regardés comme des phénomènes ; 2º que, dans la même circonstance, un doux purgatif opéreroit le même effet, & plus sûrement ; 3º que l'utilité de la saignée, dans ce cas particulier , ne peut autoriser l'abus énorme qu'on fait de cette opération , ni empêcher qu'il ne soit vrai de dire en général, que la saignée est une invention plus nuisible qu'utile ; 4º que , dans le cas même où la guérison du malade paroît venir à la suite de la saignée , si l'on y regarde de près , on verra que c'est moins à la saignée qu'on en est redevable , qu'à la force du tempérament , ou à quelques autres remèdes intérieurs , comme tisanes , bouillons préparés , potions , &c. qui , par une transpiration favorable , ou quelqu'autre crise semblable , auront favorisé & déterminé la dissolution de l'humeur viciée , ce que la saignée par elle-même n'auroit point opéré.

Je conclus de toutes ces Obfervations, qu'on ne fçauroit être trop en garde contre la manie des faignées, qui a fi généralement & fi malheureufement prévalu parmi nous. Et, « fi dans un
» cas preffant, où l'on ne peut faire avaler au-
» cun remède au malade, on lui ouvre la veine,
» pour fuivre le préjugé qu'il feroit difficile. de
» détruire ; qu'on ait attention, dans ce cas &
» dans tout autre où l'on croira la faignée in-
» difpenfable, de ne pas abattre les forces du
» malade par des faignées trop copieufes &
» trop réitérées. On ne doit pas ignorer qu'en
» diminuant le fang néceffaire à la vie, on donne
» un plus grand large aux mauvais levains qui
» caufent tout le ravage (χ). »

Quatrieme Question. En fuppofant, avec M. Aihaud, que c'eft toujours aux humeurs qu'il faut s'en prendre pour la guérifon des malades, peut on nier que la faignée ne foit un excellent remède ? N'opére-t-elle pas une grande dérivation d'humeurs fur la partie où la veine eft ouverte ? Et l'effet de cette dérivation d'humeurs n'eft-il pas un acheminement certain à la guérifon ?

Réponse. Non, répond M. le Baron de Caftelet, « ces mauvais levains, par leur épaif-
» fiffement & leur adhérence, ne fçauroient être

(χ) M. le Baron de Caftelet, *Médecine univerfelle.*

» évacués qu'en très-petite quantité, & dans
» leur partie la moins mauvaise, par la saignée (*a*).
» Qui ne sçait, ajoute-t-il, (page 36,) que les
» humeurs mêlées avec le sang, ne peuvent sor-
» tir par l'ouverture de la veine, qu'à propor-
» tion de la quantité du sang avec lequel elles
» sont mêlées ; & qu'il faudroit par conséquent
» tirer tout le sang du malade, pour faire, par
» la saignée, la dérivation des humeurs? ... Ne
» peut-on pas dire, sans se tromper, que la dé-
» rivation des humeurs par la saignée, est une
» vraie chimère, puisque, par la raison qu'on
» ne peut tirer qu'une partie du sang du ma-
» lade, on ne peut par conséquent tirer avec
» ce sang qu'une partie des humeurs qui n'ont
» pu se filtrer par les glandes ; & on laisse en
» entier, dans les viscères, les obstructions qui
» s'opposent à la filtration des humeurs, & les
» mauvains levains détenus dans les premières
» voies ? &c. »

La saignée n'est donc point, par elle même,
ni *opérative* ni *sanative*. Tout au plus, on peut
la regarder comme une préparation aux autres
remèdes, par le jour qu'elle donne à la circulation ; mais d'un dangereux usage, à cause de
l'affoiblissement certain qu'elle produit dans
l'homme, &, par contre-coup, dans les remèdes postérieurs, qui ne pourront si bien agir,

____

(*a*). Réponse à l'Anonyme, page 31.

dès qu'ils trouveront la machine trop épuisée. On ne doit donc l'employer que dans les cas preffans dont on vient de parler.

Le véritable remède curatif, ce font les purgatifs. Leur vertu & leur efficacité font fi généralement reconnues, que cette efpèce particuliere de remède porte, exclufivement à tout autre, le nom de *médecine*, comme fi la Médecine ne confiftoit réellement qu'à fçavoir purger.

Cinquieme Question. Les purgatifs font très-utiles dans les maladies de putridité; mais, dans les inflammations, pleuréfies, péripneumonies, fiévres ardentes & autres maladies aiguës, ne feront-ils pas irritans ? N'augmenteront-ils pas les inflammations ? Ne donneront-ils pas occafion à de plus grandes irruptions ? &c.

Réponse. On trouvera la folution de toutes les difficultés qu'on peut propofer contre les purgatifs, dans le Traité de l'Origine des Maladies, page 26 & fuivantes. Nous nous difpenfons, pour cette raifon, d'y répondre dans ce difcours. On peut confulter l'Ouvrage que nous venons d'indiquer. Nous nous bornerons à obferver que l'irritation & l'inflammation occafionnées quelquefois par les purgatifs, font moins l'effet du purgatif en général, que de l'efpèce particuliere des plus doux même, employés par les Médecins, lefquels, quelque légers qu'ils foient, par comparaifon avec ceux des claffes plus actives, n'en font pas moins en eux-mêmes âcres, pefans, groffiers, agiffent trop ou trop peu. Au lieu que, de quelques fimples que foit compofée la Poudre d'Ailhaud, on eft affuré, par l'expérience, que, du moins par la manipulation, elle acquiert le degré de proportion le plus efficace avec les forces, & l'analogie la plus bénigne avec la conftitution du corps humain.

SIXIEME QUESTION. Le régime que prefcrit M. Ailhaud lui-même, dans l'ufage de fa Poudre, en annonce les dangers. Pourquoi ces boiffons abondantes qu'il prefcrit le jour de la médecine, fi ce n'eft pour diminuer l'incendiaire activité qu'il y reconnoît? Mais ce fecours n'eft-il pas infuffifant? & peut-il y avoir de la fûreté à ufer d'un remède contre les propriétés duquel fon Auteur eft obligé d'employer des précautions & des préfervatifs de cette nature?

RÉPONSE. Ce n'eft point contre fa Poudre que M. Ailhaud fuggere des précautions, mais contre les humeurs que fa Poudre doit combattre. Quand un purgatif rencontre *des plénitudes, des engorgemens anciens, de vieilles obftructions, des matieres dures* (b), fon opération doit être néceffairement affoiblie felon la mefure de fes obftacles. Le purgatif *n'a pas la force de fe faire jour;* & la raifon dit qu'alors il faut

____

(b) Traité de l'Origine des Maladies, page 235.

aider fon action, pour la rendre efficace. La boiffon, que M. Ailhaud confeille, eft le moyen fimple & facile que la nature indique *pour délayer les fels, amollir & détremper les glaires* qui forment ces obftacles, & dont on veut débarraffer les inteftins. Plus ces matieres font détrempées, plus l'action de la médecine eft prompte, douce, & fes effets abondans. C'eft pourquoi Hippocrate lui-même recommande fi fort de lubréfier les couloirs du corps, lorfqu'on veut purger. *Cùm quis purgare volet, corpora fluxilia faciat, oportet* (c). C'eft pour fe conformer à ce précepte, dont l'autorité d'Hippocrate, la raifon & l'expérience confirment la néceffité, que M. Ailhaud veut qu'on affocie à fa Poudre d'abondantes boiffons. C'eft donc mal-à-propos qu'on en prend occafion d'infpirer des alarmes fur ce remède. Tout ce que nous en avons dit dans ce difcours, & tout ce qu'en ont dit dans leurs lettres ceux qui s'en font heureufement fervi pour leur guérifon, prouve affez que la Poudre d'Ailhaud ne reffemble point à ces purgatifs tumultueux qu'on peut appeler *incendiaires*, à jufte titre : jamais cette épithète ne pourra convenir à un remède dont on fait prendre huit prifes, en quinze heures de temps, à un homme frappé d'une apoplexie de fang fou-

---

(c) Hippocrate, Aphorifmes.

droyante, & qui n'avoit plus, après quinze heures, le moindre reste de cette furie de sang, qui l'avoit mis à deux doigts du tombeau (*d*).

(*d*) J'avoue que cette expérience, dont j'ai été témoin oculaire, m'a plus frappé que tout ce que j'ai lu dans les Recueils de M. Ailhaud. Le Jardinier d'une maison où j'étois tomba à la renverse, sur le pavé de la cuisine, à neuf heures du soir. Il demeura sans connoissance sur la place, & le sang lui sortoit en abondance par le nez, par la bouche & par les oreilles. Le maître de la maison lui fit avaler sur le champ deux prises de la Poudre ; elles furent rejetées dans le moment, avec du sang que le malade vomit encore. Après quelques instans de repos, on fit avaler deux nouvelles prises au malade, & on le porta sur son lit. A minuit, la Poudre n'avoit point procuré de selles ; mais le malade avoit recouvré la connoissance, & commençoit à bégayer. On lui fit prendre une troisieme prise de la Poudre, qui n'évacua point ; mais, à cinq heures du matin, la parole étoit tout-à-fait libre. Une quatrieme prise lui fut donnée alors ; &, sans procurer de selles, elle procura au malade une douce moiteur. A huit heures & demie, le pouls étoit dans le plus grand calme, & le malade vouloit se lever. Son maître l'en empêcha, & lui fit prendre, sous mes yeux, une cinquieme prise. A midi, il n'avoit encore paru aucunes selles : le maître de la maison ordonna pour lors un lavement, dans lequel il fit mettre trois prises de Poudre ; & ce lavement fut administré au malade. Peu de temps après, les déjections commencerent ; il y en eut sept ou huit seulement, & le malade se trouvoit toujours mieux. Il passa la nuit la plus tranquille ; & le lendemain, il sollicitoit vivement la permission de se lever pour aller à son jardin : elle lui fut refusée. Une circonstance donnoit de l'inquiétude. Le malade se plaignoit d'une grande douleur de tête, dont le siége étoit au front. Le maître de la maison jugea que c'étoit l'effet du contre-coup de sa chute, & qu'il pouvoit y avoir extravasion de sang dans le cerveau. Plusieurs considérations confirmoient cette conjecture inquiétante. Le maître de la maison para tous les accidens qu'on pouvoit craindre, par de fréquentes prises de la Poudre : il me fit l'amitié de m'écrire, au bout de deux mois, que

On trouvera, dans les divers Recueils des Guérifons, une multitude de faits inconciliables avec les propriétés dangereufes qu'on voudroit attribuer à la Poudre. Voyez la table de chaque Recueil, aux articles des maladies inflammatoires.

Septieme Question. Quelque fuppofition qu'on faffe en faveur de la Poudre d'Ailhaud, il fera toujours vrai de dire que l'ufage en feroit dangereux & funefte, s'il étoit réglé par les confeils de l'Auteur, & adminiftré felon fa méthode. Doit-on jamais donner des purgatifs à des malades pendant la fiévre, tandis que rien n'annonce la coction des humeurs ? Peut-on difpenfer les fiévreux d'une diète févère, & leur

---

fon Jardinier étoit mieux portant qu'il ne l'eût jamais été. Je citerai, quand on voudra, le temps, le lieu, les perfonnes dont je viens de parler. Mais, en fuppofant ce fait comme conftant, je laiffe à penfer fi l'on peut appeler *échauffant, irritant, tumultueux,* un remède dont on jette jufqu'à huit dofes dans le corps d'un apopletique ; & qui, loin d'augmenter l'érétifme univerfel des folides & l'inflammation prodigieufe du fang, ramollit, détend, affoupit les folides ; éteint l'incendie du fang, & remédie fi promptement à fon exceffive fermentation, qu'au bout de quelques heures, le malade fe trouve dans le plus grand calme, reprend fa connoiffance, fa parole, fes forces, & demande la permiffion d'aller au travail. Partifans de la faignée, vous flatteriez-vous d'en faire autant avec votre chere lancette ? Ceffez du moins de calomnier une Poudre que vous ne connoiffez pas, parce que vous ne l'employez pas ! Ses admirables propriétés feroient votre étonnement & votre joie, fi, de bonne foi, vous vouliez en faire ufage.

donner des alimens folides, comme le confeille
M. le Baron de Caftelet ? (Feuille intitulée
Médecine univerfelle.) N'eft-il pas évident qu'une
telle conduite nourriroit la fiévre, en augmen-
teroit la violence, & donneroit lieu à une foule
d'accidens, dont il feroit difficile de prévenir les
fuites ?

RÉPONSE. Dès qu'on donne fans danger &
avec un fuccès éclatant, plufieurs dofes de la
Poudre d'Ailhaud à un apopleique, dans la
plus grande violence de fon accident, pourquoi
craindroit-on d'en donner une prife pendant
une fievre ordinaire & commune ? Perfuadera-
t-on qu'une fiévre continue, dans une pleuréfie
ou dans une fluxion de poitrine, foit plus in-
compatible avec les effets bienfaifans de la Poudre, qu'une apoplexie de fang des plus fou-
droyantes ? Qu'on fe défabufe. La prétendue
coion d'humeurs qu'on attend dans les maladies aiguës, pour purger le malade, trompe
tous les jours les Médecins, & multiplie éton-
namment les viimes de ce préjugé. J'en pourrois citer beaucoup d'exemples. Les faignées, qu'on
répete, dit-on, pour abattre la fiévre & préparer cette coion d'humeurs, ne font en effet
qu'augmenter leur empire fur le fang, & affoiblir les falutaires efforts du fang deftiné à les
combattre. Un purgatif doux, aidé d'un régime
univerfellement & confidérablement humeant,
entamera toujours l'humeur viciée, dès les pre-

miers jours de la maladie, & déterminera auffi-
tôt & plus utilement la coction, c'eft-à-dire, la
réfolution de cette humeur, que toutes les faignées poffibles.

En effet, pour parvenir à la réfolution d'une
humeur obftruée, qui gêne la circulation du
fang, en augmente la fermentation, & le met,
pour ainfi dire, en furie ; il me femble que
l'indication naturelle eft de délayer cette humeur, de la divifer, d'en diminuer le volume,
& d'empêcher qu'elle ne fe précipite dans le
fang, qu'elle n'y devienne dominante, & ne
corrompe cette précieufe liqueur d'où dépend
notre vie.

Mais comment remplir cette indication ? Ce
fera fans doute en dirigeant toutes les batteries
de la Médecine contre cette humeur ennemie.
Voyons donc lequel de la faignée ou du purgatif eft plus propre à la réfoudre avec fuccès,
& à prévenir tous les accidens qu'elle fait
craindre.

Une réflexion toute fimple décidera la queftion. La raifon & l'expérience apprennent que,
fi l'on vuide un canal, *tous les autres canaux particuliers qui y aboutiffent, fe vuident également* (e) :
& il fe fait une forte de réfolution néceffaire,
qui fait paffer dans le canal vuidé, une partie
des liquides qui rempliffent les autres canaux.

____

(e) Traité de l'Origine des Maladies, page 11.

Cela fuppofé , que doit opérer la faignée pour la coction des humeurs ? Elle contribuera indubitablement à leur réfolution ; mais c'eft en les introduifant dans le fang , dont le volume diminué préfentera aux humeurs engorgées dans les autres vaiffeaux , un vuide à remplir dans les veines.

Que fait, au contraire, la purgation ? En nettoyant l'eftomac, en déblayant les inteftins, elle ramene tout naturellement l'humeur viciée dans les canaux excrémentiels, qui fe trouvent vuidés & prêts à la recevoir : elle préferve le fang de la dangereufe contagion de cette humeur ; & je vois alors la nature & l'art agir vraiment de concert pour la deftruction de cette humeur ennemie. D'une part, le fang la repouffe, & cherche à s'en débarraffer : d'autre part, la purgation & les boiffons délayantes lui préfentent une iffue toute prête & facile pour fe réfoudre , fans paffer dans le fang. On doit donc fe flatter alors d'une prochaine & utile coction de l'humeur. Les efforts d'un fang qu'on n'a point affoibli , combinés avec les efforts analogues du purgatif & du régime humectant, donnent lieu d'attendre une prompte victoire ; & fi l'humeur tenace réfifte aux premieres fecouffes, elle cédera bientôt à leur répétition. Plufieurs exemples ont confirmé fous mes yeux cette théorie, que je crois auffi sûre que facile à concevoir.

Mais doit-on être étonné des fâcheux revers
de tant de maladies aiguës qu'on traite par la
faignée ? Loin de favorifer les efforts de la nature, on les affoiblit : au lieu d'agir de concert
avec elle pour triompher de l'ennemi commun,
on la trahit, en diminuant fes forces. En effet,
la nature, dans le malade, travaille puiffamment à vaincre l'humeur qui gêne la circulation
du fang, & qui eft prête à corrompre cette
fource de la vie : elle repouffe tant qu'elle peut
cette humeur, & cherche à s'en délivrer (*f*).
Quelle manie de contrarier les efforts éclairés
de la nature, &, fous prétexte de cuire l'humeur, de lui ouvrir un paffage dans le fang,
en retranchant une partie de cette liqueur vivi-
fiante ! Penfe-t-on remédier efficacement aux
fuites de la pétulence de ce fang irrité, qui caufe
cette fiévre violente, ces points de côté, &c. en
diminuant fa quantité, jufqu'à ce que le calme
renaiffe par l'épuifement du malade ? Quelle af-
freufe conduite ! Le défordre de la maladie eft
dans une humeur, & c'eft au fang qu'on s'en
prend ; c'eft le fang qu'on perfécute, qu'on éva-
cue, tandis qu'on laiffe l'humeur dans fon entier.
Tous les efforts de ce fang innocent fe dirigeoient
contre l'humeur déréglée ; il l'attaquoit vive-

(*f*) *A nullo quidem edocta natura, citràque difcipli-
nam, ea quæ conveniunt efficit.* Hippocr. *de Morbo
vulgari.* Lib. VI, fect. 5, Aphor. 2.

ment, il en arrêtoit les progrès, il en contrebalançoit les défordres; & c'eft contre ce fang fi néceffaire à la victoire, que le Médecin & le Chirurgien réuniffent leur funefte fcience. Que voit-on dans ce combat étonnant? Réfléchiffez-y, partifans de la faignée. Un fang appauvri, affoibli, épuifé; une humeur déréglée qui triomphe des obftacles qu'elle trouvoit dans le fang, & qui, fe mêlant avec lui en plus grande quantité, par l'empire que lui donne la faignée, le captive, l'enchaîne, le corrompt, & le diffout. Un malade aux abois, auquel on n'a pas ofé donner une purgation avant les faignées; qu'on trouve trop foible après les faignées, pour être purgé fans danger, & qui meurt en régle, pour avoir appelé à fon fecours les ennemis nés de fon fang, & les protecteurs fcientifiques des humeurs dont ils prétendoient corriger le défordre.

Concluons qu'il y a deux manieres de procurer la coction des humeurs : la premiere, en les attirant du côté du fang; rien n'eft plus efficace & plus infaillible pour cela que les faignées : la feconde, en les attirant dans les vifceres, & le grand canal des évacuations; le moyen naturel eft dans les purgations & les boiffons délayantes.

Pour mieux fentir la préférence que méritent les purgatifs, & les affreux inconvéniens de la faignée, il ne faut que cette réflexion : le malade purgé ne perd, par la purgation, que la partie la plus groffiere des alimens, les humeurs fuperflues, dont le féjour dans le corps ne peut être que nuifible, & dont la déjection ne peut être que falutaire. Au contraire, le malade faigné perd, par la faignée, une certaine quantité de la partie la plus pure des liquides deftinés à notre confervation, des fucs nourriciers de l'homme. N'eft-ce pas choquer le bon fens, que de demander feulement s'il eft important de conferver ces fucs nourriciers, ces précieux liquides, qui font les artifans de notre exiftence, & d'évacuer ces parties craffes, ces humeurs fuperflues, dont l'expulfion fait la fanté, dont le féjour dans le corps en trouble l'équilibre, & fait la maladie (g)? Il me femble que la faignée, confidérée fous ce point de vue, ne peut être regardée que comme une invention effentiellement nuifible, toujours dangereufe, & fouvent mortelle.

On aura beau dire que les purgatifs, étant naturellement irritans, augmenteront l'ardeur de la fiévre, le feu du fang, &c.... Le fang n'eft en feu, & la fiévre n'eft ardente que par la préfence d'une humeur qui altere l'équilibre de la circulation. Ce n'eft donc pas augmenter l'in-

____

(g) Nous pofons pour principe général, *que toute dou-leur ou maladie* ne peut être radicalement guérie, fans crainte de rechute, *qu'en évacuant leur principe par les voies naturelles,* après avoir détrempé l'humeur morbifique, & lubréfié les couloirs. *Gaz. falut.* du 22 Octobre 1767, n° 43.

cendie, que d'en fouftraire l'aliment, en attaquant cette humeur par les purgatifs : c'eft, au contraire, prendre les voies les plus fûres & les plus promptes pour l'éteindre ; c'eft ôter le bois du feu, & ne pas fe borner à changer la route des flammes. Que fi l'on infifte à dire que la plûpart des purgatifs font réellement trop échauffans & trop tumultueux de leur nature ; nous en convenons, & c'eft ce qui devroit engager les vrais Médecins à tourner leurs recherches du côté de la perfection des purgatifs ; mais, en attendant qu'ils aient obtenu un fuccès défiré de ces recherches, combien la Médecine ne doit-elle pas à M. Ailhaud, qui préfente un purgatif le plus doux & le plus tranquille jufqu'à préfent connu, dont l'ufage s'affocie fi heureufement avec les maladies les plus inflammatoires ?

Quant à ce qu'on ajoute, qu'on ne doit jamais difpenfer les fiévreux d'une diète févère, ni leur permettre des alimens folides, comme le confeille M. le Baron de Caftelet, c'eft à l'expérience, autant qu'à l'autorité, à prononcer. Hippocrate a dit, avant M. le Baron de Caftelet, que la faim & les exercices du corps ne font pas des remèdes propres à la fiévre, comme le penfoit mal-à-propos un certain Hérodicus, Médecin de fon temps (h). C'eft un heureux préjugé

(h) *Herodicus febricitantes tum multis obambulationibus, tum multâ luctâ, & fomentis conficiebat, idque malè. Febris*

pour l'opinion de M. le Baron de Caftelet.
Mais, fi l'on confidere que ce dernier reftreint
la nourriture folide des fiévreux, à des *foupes &*
à des alimens de facile digeftion (i); qu'il veut
que le malade en mange felon fon appetit, *fans*
trop le fatisfaire; qu'il n'accorde cette nourriture
aux fiévreux, que pour former en eux *un bon*
chyle, & de bonnes humeurs qui puiffent remplacer
les mauvaifes, à mefure qu'elles feront évacuées
par les purgatifs; on n'aura pas lieu d'être fi
révolté contre un confeil dicté par la nature,
qui connoît fes befoins, & dont l'expérience
juftifiera la fageffe, fi, fur la foi d'Hippocrate
& de M. le Baron de Caftelet, on veut le
mettre en ufage.

Il en eft de ce confeil comme de celui que
M. Tiffot donne de permettre aux malades attaqués de maladies aiguës, *des fruits d'été cruds,*
& en hiver des pommes acides, ou des prunes &
des cerifes féches que l'on fera cuire (k). D'un
côté, les malades en demandent avec empreffement; de l'autre, les Médecins, imbus des
anciens préjugés, les défendent févérement: pour
décider lefquels des deux ont raifon, M. Tiffot

---

enim fami, *lucta, obambulationibus, curfibus, frictioni, iis*
utique omnibus eft inimica. De Morbo vulgari. Lib. VI,
fect. 3, Aphor. 23.

(i) Feuille intitulée *Médecine univerfelle.*

(k) Avis au Peuple fur fa fanté, chap. 3, §. 38,
Édition de Paris, 1765.

aſſure *avoir vu pluſieurs* malades, *qui ne s'étoient guéris qu'en mangeant en cachette une grande quantité de ces fruits qu'ils déſiroient ardemment, & qu'on leur refuſoit* (l).

Je conclus que ſi la fiévre, dans les maladies aiguës, n'exige pas qu'on s'abſtienne des fruids cruds que le malade déſire ardemment ; à plus forte raiſon, elle n'exige pas qu'on lui refuſe *des ſoupes & des alimens de facile digeſtion*, lorſque ſon appétit les lui fait déſirer.

HUITIEME QUESTION. Si l'on accorde à la Poudre d'Ailhaud toutes les propriétés que ſon Auteur en publie, & qu'on la regarde ſérieuſement comme un remède univerſel, elle entraîne néceſſairement la ruine de toutes les claſſes de la Médecine. Il n'eſt plus beſoin ni de Médecin, ni de Chirurgien, ni d'Apothicaire. Pourvu qu'on ait de la Poudre, chacun ſera ſoi-même ſon Médecin ; & la plus utile profeſſion deviendra déſormais inutile. Peut-on enviſager ſans alarme ces conſéquences outrées, & ſans convenir qu'on porte trop loin les éloges de la Poudre, & qu'on exagere ſes vertus ?

RÉPONSE. La Médecine n'étant autre choſe que l'art de guérir l'homme malade, ce ſeroit ſe déclarer l'ennemi du genre humain, que de travailler à la ruine d'un art ſi néceſſaire & ſi

____

(l) Avis au Peuple ſur ſa ſanté, chap. 3, §. 38, édition de Paris, 1765.

précieux. Mais par quel renverſement d'idées veut-on faire regarder comme funeſte à cet art un remède qui ſeroit univerſellement efficace pour la guériſon de tous nos maux ? Cette guériſon n'eſt-elle pas le vrai & l'unique objet de la Médecine ? & ſi ce l'eſt, peut-il y avoir de l'oppoſition entre une ſcience qui ne s'occupe que du rétabliſſement de la ſanté, & le remède qui la procure ? Il faut être livré à une prodigieuſe préoccupation d'eſprit, pour oſer dire que l'exiſtence d'un remède univerſel étant ſuppoſée, la ruine de la Médecine eſt certaine. L'art de guérir eſt-il donc ennemi des moyens de guérir ? & faudra-t-il qu'on regarde déſormais comme incompatibles, la profeſſion qui s'approprie le ſoin des malades, & l'uſage d'un remède qui rétablit leur ſanté ?

Que cette objection eſt mal-adroite ! Tout ſon artifice conſiſte à confondre groſſiérement l'utile ſcience de la Médecine, avec ce fatras énorme de remèdes de toute eſpèce, qui la ſuffoquent & lui nuiſent, au lieu de la ſervir. En effet, je conçois que la découverte d'un remède univerſel peut nuire à la réputation & à la vogue de cette multitude immenſe de remèdes qu'on emploie à tout haſard dans la Pratique médicinale ; & alarmer à juſte titre les marchands de quinquina, d'opium, de mercure, & de tant d'autres drogues célèbres, qui font plus ſouvent la fortune des vendeurs, que celle des acheteurs :

acheteurs ; mais la chute & le diſcrédit de tous ces remèdes, entraîne t-elle la chute de la Médecine ? Et cette ſcience ſera-t-elle moins parfaite, parce qu'elle aura trouvé une voie plus abrégée, plus ſûre, & moins coûteuſe, pour rendre la ſanté aux malades ? Qui ne ſent que cette prétention eſt le comble de l'abſurdité ?

C'eſt donc une vaine & ridicule déclamation de faire craindre la ruine de la Médecine, dans une hypothéſe qui préſente, au contraire, cette ſcience dans ſa perfection & dans ſon triomphe. Car, s'il eſt vrai qu'il y ait un remède univerſel, la Médecine acquiert à l'inſtant la plus grande ſureté dans ſes opérations. Elle ſe voit délivrée pour toujours de tant de dangereuſes incertitudes qui obſcurciſſoient ſa théorie, qui rendoient ſa pratique ſi communément fautive, & lui raviſſoient en mille occaſions la confiance & l'eſtime publiques : dès-lors le Médecin ne craint plus de ſe tromper ; le malade n'eſt plus expoſé à l'être, & la Médecine, ainſi ſimplifiée, devient une ſcience lumineuſe, vraiment ſalutaire, & un des plus beaux préſens de la divinité. Oſeroit-on en dire autant de cette médecine embrouillée qui ſe nourrit dans le chaos d'une foule innombrable de remèdes rivaux, dont le choix eſt auſſi danreux que difficile ?

Mais que deviendront tous les autres remèdes

étrangers au Remède univerfel, dont on fuppofe l'exiftence? Tant de préparations chymiques, tant d'extraits, d'opiates, de bois, d'élixirs, dont la compofition & la vertu font tant d'honneur à la Médecine, & qu'on oppofe avec tant de fuccès aux différentes maladies? N'eft-ce pas porter un coup mortel à la Médecine, que d'établir l'inutilité de tous ces remèdes qui forment fa richeffe & fa gloire? La réponfe eft aifée. Qu'on mette tous ces tréfors de la Médecine fçavante, à côté de tous ces ragoûts fucculens & recherchés, de ces liqueurs fines & fpiritueufes, qui forment une autre efpece de tréfors pour la table des grands, nous croyons que les uns ne conviennent pas plus dans la fanté que les autres dans la maladie; & nous dirons hardiment qu'on ne peut guères ufer des uns & des autres, fans courir, à grands frais, de très-grands dangers. Je n'aurois befoin, pour prouver cette thèfe, que de demander fi l'on me montreroit autant de vieillards, parmi les gens à bonne chere & à grands remèdes, que j'en défignerois parmi les gens à vie frugale, & qui, pour tout remède, ne connoiffent que le régime & quelques doux purgatifs? Qu'on jette les yeux fur les Religieux les plus auftères, & fur les riches fenfuels. La vie commune de ces Religieux, vivans dans la frugalité, peut mefurer deux & quelquefois trois générations du riche fenfuel dans la santé, & fomptueufement fecouru par la Faculté dans la maladie. La conclufion qu'on doit tirer de ce contrafte, fe préfente d'elle-même.

Il ne faudra donc plus ni Médecin, ni Chirurgien, ni Apothicaire? Chacun fera fon propre Médecin?... Et qui doute que ce ne fût un grand bien pour l'humanité & pour la Médecine elle-même, s'il n'y avoit pas plus de Médecins partifans de l'intempérance en rémèdes, qu'il ne devroit y avoir de fameux cuifiniers, artifans de tant de ragoûts nuifibles & meurtriers? Nous ferions difpenfés alors de defirer, avec M. Tiffot, *des prieres publiques,* pour éloigner *les calamités* fans fin (*m*), que l'art dangereux des uns & des autres occafionne tous les jours. La vie des hommes & l'honneur de la Médecine gagneroient infiniment à ne conferver que des Médecins avares de remèdes, qui, fçavans dans l'art de prefcrire un régime convenable, & de placer à propos de doux purgatifs, borneroient là leur utile fcience & leur noble émulation. Un moindre nombre fuffiroit alors aux befoins publics; les furnuméraires porteroient leurs talens & leur génie dans d'autres profeffions; ce feroit un double gain pour la fociété : eh ! qui ne voit

(*m*) Avis au Peuple ; chap. 34, §. 673.

que la Médecine qui ne fçait qu'être utile, ne confifte pas plus dans le nombre des Médecins, que dans celui des remèdes?

Quant aux Chirurgiens, il eft évident que la Poudre d'Ailhaud ne leur enlève point le traitement des plaies, des meurtriffures, des foulures, des brûlures, des ulcères, des hernies, des cloux, des panaris, des échardes, des verrues, des corps, & de toutes les maladies externes. La Poudre d'Ailhaud fera fans doute infiniment utile dans ces fortes de maladies, dont la guérifon dépend beaucoup de la dépuration du fang; mais elle laiffe à la Chirurgie le droit & l'obligation de s'occuper des panfemens extérieurs qui doivent concourir à leur parfaite guérifon.

Neuvieme & derniere Question. Les contradictions qu'éprouvent, dans le monde, le Syftême & la Poudre de M. Ailhaud, ne prouvent-elles pas invinciblement l'erreur du Syftême & les vices de la Poudre? Car quel autre motif que celui du bien de l'humanité, peuvent fe propofer tant de Médecins refpectables qui décrient l'un & l'autre? Et, s'il eft vrai de dire que le zèle pour le bien public les anime dans ce qu'ils ont publié contre M. Ailhaud, le remède de celui-ci n'eft-il pas par-là même un remède fufpect que tout homme fage doit rejeter & laiffer dans la boutique des Charlatans?

Réponse. Nous ne fommes plus embarraffés

pour répondre à cette question, depuis qu'un sçavant Journaliste, qu'on ne peut suspecter, nous assure qu'en ouvrant *les fastes de la Médecine*, on verra *qu'on n'a jamais proposé de nouveauté véritablement utile, qui n'ait essuyé les plus fortes contradictions*. On pourroit même, en quelque forte, ajoûte-t-il, *juger des avantages qu'on doit se promettre d'une découverte, par les efforts qu'on fait pour l'étouffer*. C'est ainsi que la circulation du sang, l'usage du mercure, des remèdes antimoniaux, du quinquina, &, de nos jours, l'inoculation, ont été combattus (*n*). Si la régle n'est pas fautive, plus on insistera sur les contradictions suscitées à la Poudre, & sur *les efforts qu'on fait pour l'étouffer*, plus il faudra conclure qu'on peut espérer de grands avantages de cette découverte, & l'objection elle - même servira d'apologie à notre remède. Il occupera désormais, dans *les fastes de la Médecine*, une des places destinées aux *nouveautés véritablement utiles, qui ont essuyé les plus fortes contradictions*; & il aura cet avantage, que son *utilité* se trouvera garantie par des millions de témoignages irrécufables, tandis que ses prétendus dangers ne font annoncés que par des contradicteurs peu nombreux, dont nous avons démontré les préjugés & l'erreur.

(*n*) Journal de Médecine, Tome 28, page 106.

Que les vues de ces contradicteurs aient été
bonnes, & leurs motifs louables, nous ne voulons ni le discuter, ni le contester; mais, dès
que nous avons mis au grand jour les vices
essentiels de leurs raisonnemens & de leurs observations contre la Poudre, nous sommes certainement autorisés & intéressés à fixer irrévo-
cablement notre suffrage en faveur d'un remède,
dont tous leurs efforts n'ont pu obscurcir le mérite, rallentir la vertu, flétrir la réputation, &
qui devient de jour en jour recommandable par
les admirables guérisons qu'il opere, & par le
nombre des illustres apologistes qui prennent sa
défense, dans tous les ordres de la société, dans
le sein même de la Faculté.

CONCLUSION.

Si nos Lecteurs veulent bien se rappeler maintenant ce que nous avons dit des principes de
M. Ailhaud, sur l'origine des maladies, & sur
l'efficacité des purgatifs pour opérer leur guérison; les heureux succès de sa Poudre, qui confirment, par les expériences les plus éclatantes
& les plus nombreuses, toute la théorie de son
Systême; l'inconséquence & les écarts des ennemis que la jalousie lui a suscités, & qui n'ont
rien oblié pour la décrier; le zèle de cette multitude d'apologistes, que le seul intérêt de la

juſtice a fait parler pour ſa défenſe, dans toutes les parties du monde ; la foibleſſe des objections qu'on accumule pour ébranler la ſolidité de ſa doctrine, & balancer les preuves de fait, qui dépoſent en ſa faveur ; la force des raiſonnemens que la bonté de ſa cauſe nous a fournis, & le poids déciſif d'une expérience de ſoixante-dix ans, qui prouve avec tant d'avantage l'excellence de la Poudre, la vérité du Syſtême, & la vanité des efforts qu'on a faits juſqu'ici pour les rendre ſuſpects ; pourra-t-on ſe refuſer à l'impreſſion favorable qui réſulte de toutes ces réflexions réunies ? pourra-t-on refuſer ſon ſuffrage à un Syſtême que la raiſon démontre, & que l'expérience garantit ? A un remède dont un million de voix excitées par la juſtice & la reconnoiſſance publient les vertus avec enthouſiaſme, & vengent la réputation avec chaleur ? A un Auteur que ſon application & ſes talens ont conduit juſqu'à la vraie ſource de toutes les maladies, & à la connoiſſance d'un ſpécifique propre à les guérir toutes ? Non, nous oſons préſumer de nos lecteurs éclairés & inſtruits, qu'ils ſont à préſent convaincus que les préjugés ſeuls ont pu faire douter de la vérité des principes de M. Ailhaud ; que l'eſprit de parti ſeul a pu s'élever contre l'efficacité reconnue de ſon Remède univerſel ; que la ſeule jalouſie du métier a pu inſpirer contre ſa perſonne, ces baſſes &

odieufes invectives que quelques Ecrivains téméraires ont ofé publier. L'adhéfion au Syftême,
la confiance au remède, l'eftime pour l'Auteur,
feront donc, à ce que nous croyons, le terme
néceffaire de cette apologie, pour nos judicieux
& équitables Lecteurs. Dès que l'intérêt de la
juftice parle en faveur de M. Ailhaud, nous
n'avons pas à craindre d'être taxés de préfomption, en comptant pour lui fur le fuffrage de
tous cêux qui connoiffent la juftice, & qui l'ai-
ment.

Et que feroit-ce fi j'ajoutois ici l'édifiant détail des qualités du cœur, & des vertus qui
ont diftingué cet eftimable Auteur pendant fa
vie, & qui font le principal luftre de fa famille, où leur éclat fe perpétue? Si je parlois
des charités immenfes que M. le Baron de
Caftelet répand conftamment dans le fein des
pauvres; du zèle infatigable avec lequel il s'ar-
rache aux douceurs d'une vie tranquille & opu-
lente, pour fe livrer à un travail continuel &
pénible, parce qu'il eft utile au Public; de
cette nobleffe de fentimens qui a forcé fes ennemis mêmes à admirer fa grandeur d'ame &
fa générofité? Il me femble que l'intérêt de la
religion fe joindroit ici à celui de l'équité naturelle, pour rendre à cet homme illuftre le
tribut d'eftime, de reconnoiffance & de véné-
ration que la Société doit à fes talens, à fon

défintéreſſement, à ſon amour pour le bien public.

Ma plume, guidée par un ſentiment de zèle pour les Malades, dont je ſuis l'*Ami* par état, & de juſtice pour MM. Ailhaud, que je crois devoir reſpecter comme de grands hommes, s'eſt efforcée de bien mériter des uns & des autres, dans cette apologie : je la crois méthodique. Je ne me flatte pas d'avoir rempli ma carriere auſſi parfaitement que l'importance de la matiere l'eût exigé : j'avoue même que le mélange de beaucoup d'occupations diſparates, le deſir d'abréger, la crainte d'ennuyer par un excès de longueur, m'a fait omettre beaucoup de diſcuſſions intéreſſantes, gliſſer rapidement ſur d'autres, & reſtreindre mon plan, qui pourroit être plus ample & plus développé. Mais, quelques reproches qu'on puiſſe faire à la conſtruction & à l'exécution de mon Ouvrage, je me féliciterai toujours de l'avoir entrepris, s'il peut exciter l'attention générale de tous ceux que le ſort des malades intéreſſe, & leur perſuader l'uſage du remède, dont je fais gloire d'être l'apologiſte. L'heureux ſuccès de mille nouvelles expériences, ſe joignant alors à toutes celles dont j'ai fait le détail, j'eſpere que quelque plume plus éloquente que la mienne travaillera ſur un ſujet ſi intéreſſant, le traitera

plus à fond que moi, & triomphera complet-
rement des ennemis du Remède universel. Si
j'ai la consolation de voir sur cet objet un
Ouvrage meilleur que le mien, la Poudre
d'Ailhaud appréciée ce qu'elle vaut, le Public
persuadé, les Malades soulagés & guéris, mes
vœux seront consommés. C'est à ces traits qu'on
doit reconnoître *l'Ami des Malades.*

F I N.

ARREST
DU CONSEIL D'ÉTAT DU ROI,
ET
LETTRES-PATENTES SUR ICELUI,

Qui permet la libre entrée, sortie & circulation dans tout le Royaume, du Remede universel ou Poudre D'AILHAUD, sans payer aucun des droits dépendans de la Ferme générale.

Du 25 Avril 1769.

Extrait des Regiſtres du Conſeil d'État.

SUR la Requête préſentée au Roi en ſon Conſeil par Jean-Gaſpard AILHAUD, Baron de Caſtelet, Seigneur de Vitrolles & de Montjuſtin, Conſeiller-Secrétaire de Sa Majeſté, Maiſon, Couronne de France, en la Chancellerie établie près le Parlement de Provence à Aix, & Docteur aggrégé en la Faculté de Médecine de ladite Ville, contenant que, pour reconnoître les ſervices que feu le ſieur Jean Ailhaud ſon pere avoit rendus au Public, en découvrant, par ſes longues & pénibles recherches dans la Médecine, le ſecret paſſé heureuſement au Suppliant, compoſé uniquement de ſimples, dont la bonté & l'uſage ſont excellens pour guérir pluſieurs Maladies, même les plus invétérées ; Sa Majeſté lui auroit fait don, par ſes Lettres-Patentes du premier Novembre 1753, du droit de prélation, qui lui étoit dû & échu à cauſe de l'acquiſition par lui faite deſdites Terres & Seigneuries de Caſtelet, Vitrolles & Montjuſtin, relevántes de Sa Majeſté à cauſe de ſon Comté de Provence : Que, par les mêmes conſidérations, & les qualités perſonnelles du Suppliant, Sa Majeſté auroit érigé en ſa faveur la Terre de Caſtelet en Baronie, par Lettres du mois de Novembre 1758, duement enregiftrées : Que le Suppliant continue de faire diftribuer le fecret dont fon pere eft l'auteur depuis plus de foixante ans, avec tout le fuccès & tous les applaudiffemens poffibles, ainfi qu'il eft juftifié par les Lettres de remerciement, imprimées fucceffivement en quatre volumes *in-douze*, en 1755, 1762, 1763, 1764. Pénétré des graces que Sa Majefté a accordées au Suppliant & à feu fon pere, & attendu l'utilité reconnue du fecret dont il s'agit, le Suppliant efpere que Sa Majefté voudra bien lui en accorder l'entrée & la fortie libres & franches dans tout le Royaume. A CES CAUSES, requéroit le Suppliant qu'il plût à Sa Majefté lui accorder l'exemption de tous droits d'entrée, de fortie & de circulation dans le Royaume, fur la Poudre médecinale dont il a le fecret, & qui eft connue fous fon nom, par paquets de dix prifes, revêtus des marques de diftinction énoncées dans l'inftruction fur l'ufage dudit fecret, en date du 20 Novembre 1744, inférée dans chaque paquet, ou telles autres marques qu'il plaira au Suppliant, pour empêcher la contrefaction ; ordonner que, fur l'Arrêt qui interviendra, toutes Lettres-Patentes feront expédiées. Vu ladite Requête fignée George de la Roche, Avocat du Suppliant, & les Pieces y jointes & juftificatives du contenu en icelles, les Mémoires des Fermiers-Généraux, caution de Jean-Jacques Prévôt, Adjudicataire des Fermes-Générales unies, en réponfe à la demande dudit fieur Ailhaud ; Ouï le rapport du fieur Maynon-d'Invau, Confeiller ordinaire & au Confeil royal, Contrôleur-Général des Finances, LE ROI en fon Confeil, par grace & fans tirer à confequence, a accordé & accorde au Suppliant l'exemption des droits dépendans de la Ferme générale fur la Poudre médecinale de fa compofition, qu'il fera entrer, fortir & circuler dans le Royaume, par paquets de dix prifes, revêtus des marques indiquées dans l'Inftruction, pour l'ufage de ladite Poudre, qui fera inférée dans chaque paquet ; & feront, pour l'exécution du préfent Arrêt, toutes Lettres néceffaires expédiées. Fait au Confeil d'Etat du Roi, tenu à Verfailles le vingt-cinq Avril mil fept cent foixante-neuf. Collationné.

Signé, DE VOUGNY, avec paraphe.

LETTRES-PATENTES,

Données à Versailles le 24 Mai 1769.

Enregiſtrées en Parlement le 12 Juin ſuivant.

LOUIS, par la grace de Dieu, Roi de France & de Navarre : A nos aînés & féaux Conſeillers, les Gens-tenans notre Cour de Parlement à Paris, & à tous autres nos Officiers & Juſticiers qu'il appartiendra : SALUT. Notre amé Jean-Gaſpard Ailhaud, Baron de Caſtelet, Seigneur de Vitrolles & de Montjuſtin, notre Conſeiller-Secrétaire, Maiſon, Couronne de France en la Chancellerie établie près le Parlement de Provence à Aix, & Docteur aggrégé en la Faculté de Médecine de ladite Ville, Nous a très-humblement fait repréſenter que, pour reconnoître les ſervices que feu Jean Ailhaud ſon pere, avoit rendus au Public, en découvrant, par ſes longues & pénibles re-cherches dans la Médecine, le ſecret paſſé heureuſement au Suppliant, compoſé uniquement de ſimples, dont la bonté & l'uſage ſont excellens pour guérir pluſieurs ma-ladies, même les plus invétérées, Noûs lui aurions fait don, par nos Lettres-Patentes du premier Novembre 1753, du droit de prélation qui nous étoit dû & échu, à cauſe de l'acquiſition par lui faite deſdites Terres & Seigneu-ries de Caſtelet, Vitrolles & Montjuſtin, relevantes de Nous, à cauſe de notre Comté de Provence ; que par les mêmes conſidérations & les qualités perſonnelles du Suppliant, Nous aurions érigé en ſa faveur la Terre de Caſtelet en Baronie, par Lettres du mois de Novem-bre 1758, duement enregiſtrées ; que le Suppliant con-tinue de faire diſtribuer le ſecret dont ſon pere eſt l'au-teur, depuis plus de ſoixante ans, avec tout le ſuccès & tous les applaudiſſemens poſſibles, ainſi qu'il eſt juſtifié par les Lettres de remerciement, imprimées ſucceſſive-ment en quatre volumes *in-douze*, en 1755, 1762, 1763, 1764. Pénétré des graces que Nous avons accordées au Suppliant & à feu ſon pere ; & , attendu l'utilité recon-nue du ſecret dont il s'agit, le Suppliant eſpere que Nous voudrons bien lui accorder l'entrée & la ſortie franche & libre dans tout le Royaume. Sur quoi l'Expoſant Nous auroit requis qu'il nous plût lui accorder l'exemption de tous droits d'entrée, de ſortie & de circulation dans le

Royaume, fur la Poudre médecinale dont il a le fecret, & qui eft connue fous fon nom, par paquets de dix prifes, revêtus des marques de diftinction, énoncées dans l'Inftruction fur l'ufage dudit fecret, en date du 20 Novembre 1744, inférée dans chaque paquet, ou telles autres marques qu'il plaira au Suppliant, pour empêcher la contrefaction. Sur quoi, vu ladite Requête & les Pieces y jointes & juftificatives du contenu en icelles, les Mémoires des Fermiers-Généraux, caution de Jean-Jacques Prévôt, Adjudicataire des Fermes-Générales unies, en réponfe à la demande dudit Ailhaud, Nous aurions pourvu, par Arrêt de notre Confeil du 25 Avril dernier, & ordonné que fur icelui toutes Lettres néceffaires feront expédiées, lefquelles ledit expofant Nous a très-humblement fait fupplier de lui accorder. A CES CAUSES, voulant favorablement traiter ledit Expofant, de l'avis de notre Confeil, qui a vu l'Arrêt du 25 Avril dernier, dont l'extrait eft attaché fous le contre-fcel de notre Chancellerie; Nous avons, conformément à icelui, accordé, &, par ces préfentes fignées de notre main, accordons au Suppliant l'exemption des droits dépendans de la Ferme-Générale, fur la Poudre médecinale de fa compofition, qu'il fera entrer, fortir & circuler dans le Royaume, par paquets de dix prifes, revêtus des marques indiquées dans l'Inftruction pour l'ufage de ladite Poudre, du 20 Novembre 1744, qui fera inférée dans chaque paquet. SI VOUS MANDONS, que ces préfentes vous ayez à faire regiftrer, & de leur contenu faire jouir & ufer l'Expofant pleinement & paifiblement, ceffant & faifant ceffer tous troubles & empêchemens contraires. Car tel eft notre plaifir. Donné à Verfailles le vingt-quatrieme jour de Mai, l'an de grace mil fept cent foixante-neuf, & de notre Regne le cinquante-quatrieme. *Signé* LOUIS.

Et plus bas : par le Roi. PHELYPEAUX, avec grille & paraphe, & fcellé.

Regiftrées, ce confentant le Procureur-Général du Roi, pour jouir par l'Impétrant de leur effet & contenu, & être exécutées felon leur forme & teneur, fuivant l'Arrêt de ce jour. A Paris, en Parlement, le 12 Juin 1769.

Signé, ISABEAU, avec paraphe.

LETTRES-PATENTES
DU ROI,

Concernant la distribution des Poudres du sieur AILHAUD.

Données à Versailles le 15 Mars 1772.

Régistrées en Parlement le 28 Août 1772.

LOUIS, par la grace de Dieu, Roi de France & de Navarre A nos amés & féaux Conseillers les Gens tenans notre Cour de Parlement de Paris, & à tous autres nos Officiers & Justiciers qu'il appartiendra : SALUT. Bien informé des services qu'a rendus & que continue de rendre au Public notre amé Jean-Gaspard Ailhaud, Baron de Castelet, Seigneur de Vitrolles & de Monjustin, notre Conseiller-Secrétaire, Maison, Couronne de France, en la Chancellerie établie près notre Parlement de Provence à Aix, & Docteur aggrégé en la Faculté de Médecine de ladite ville, par la distribution de ses Poudres, dont le secret lui a été transmis par feu Jean Ailhaud son pere, Inventeur de ce Remede ; & notre intention étant de favoriser de plus en plus tout ce qui peut intéresser la conservation de nos Sujets, Nous avons cru qu'il étoit de notre justice de le maintenir en la jouissance de tous les droits & priviléges que Nous lui avons ci-devant accordés, & de confirmer en sa faveur nos différentes Lettres-Patentes, & singuliérement celles du 24 Mai 1769, rendues sur Arrêt du 15 Avril précédent, même de lui faciliter les moyens de distribuer & faire distribuer, avec sûreté & sans trouble, un Spécifique dont les propriétés sont, depuis si long-tems, reconnues. A CES CAUSES & autres à ce Nous mouvant, de l'avis de notre Conseil, Nous avons confirmé, &, par ces présentes signées de notre main, confirmons les différens priviléges & Lettres-Patentes par Nous successivement accordées au sieur Ailhaud, & notamment celles du 24 Mai 1769, rendues sur Arrêt du 15 Avril précédent, lesquelles Nous voulons & entendons fortir fon plein & entier effet, & être exécutées fuivant leur forme & teneur, & même lui concédons, en tant que de befoin, par ces préfentes, le droit & faculté de diftribuer, vendre & faire débiter, par telles perfonnes de confiance qu'il voudra choifir, tant dans notre bonne ville de Paris, que dans toutes les autres villes, bourgs & lieux de notre Royaume, la Poudre de fa compofition, & ce fous les marques de diftinction qu'il a jufqu'à préfent obfervées, & telles autres qu'il avifera pour prévenir & empêcher la contrefaction, fans qu'il puiffe être befoin de prendre à l'avenir, pour lui ou fes prépofés, aucune nouvelle autorifation plus expreffe, ni de fubir nouvel examen pour quelque caufe que ce foit, & fous le prétexte d'aucuns Edits, Déclarations, Lettres-Patentes ou Loix à ce contraires ci-devant établies, ou qui pourroient l'être par la fuite, auxquelles Nous avons, pour ce regard feulement, dès-à-préfent dérogé & dérogeons par ces préfentes. SI VOUS MANDONS que ces préfentes vous ayez à faire régiftrer, & du contenu en icelles jouir & ufer ledit fieur Ailhaud pleinement & paifiblement, ceffant & faifant ceffer tous troubles & empêchemens, & nonobftant toutes chofes à ce contraires ; CAR tel eft notre plaifir. DONNÉ à Verfailles le quinzieme jour de Mars, l'an de grace mil fept cent foixante douze, & de notre regne le cinquante-feptieme. *Signé* LOUIS. *Et plus bas*, Par le Roi, PHELYPEAUX. Et fcellées du grand fceau de cire jaune.

Régiftrées, ce confentant le Procureur-Général du Roi, pour être exécutées felon leur forme & teneur, & jouir par l'impétrant de l'effet & contenu en icelles ; & copies collationnées envoyées aux Bailliages, Sénéchauffées & autres Siéges du Reffort de la Cour, pour y être lues, publiées & régiftrées : enjoint aux Subftituts du Procureur-Général du Roi èfdits Siéges d'y tenir la main, & d'en certifier la Cour dans le mois ... fuivant l'Arrêt de ce jour. A Paris, en Parlement, le vingt-huit Août mil fept cent foixante-douze.

Signé VANDIVE.

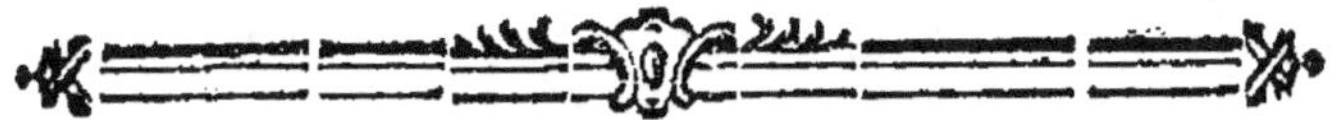

TABLE
DES MATIERES.

PREMIERE PARTIE.

SECONDE PARTIE.

TROISIEME PARTIE.

QUATRIEME PARTIE.

Fin de la Table des Matieres.